主动健康系列丛书

SHUIMIAN ZHUDONG JIANKANG

睡眠主动健康

组织编写　广西医学科学院·广西壮族自治区人民医院

主　　编　黎君君　李　健　伍秋霞　赵明明

广西科学技术出版社

·南宁·

图书在版编目（CIP）数据

睡眠主动健康 / 黎君君等主编. -- 南宁：广西科学技术出版社，2024.5

（主动健康系列丛书）

ISBN 978-7-5551-2198-5

Ⅰ.①睡… Ⅱ.①黎… Ⅲ.①睡眠障碍—防治 Ⅳ.①R749.7

中国国家版本馆CIP数据核字（2024）第099685号

睡眠主动健康

主编　黎君君　李　健　伍秋霞　赵明明

责任编辑：黎　坚　　装帧设计：韦宇星

责任校对：冯　靖　　责任印制：陆　弟

出 版 人：梁　志　　出版发行：广西科学技术出版社

社　　址：广西南宁市东葛路 66 号　　邮政编码：530023

网　　址：http：//www.gxkjs.com

印　　刷：广西民族印刷包装集团有限公司

开　　本：787 mm × 1092 mm　1/16

字　　数：217 千字　　印　　张：12.5

版　　次：2024 年 5 月第 1 版　　印　　次：2024 年 5 月第 1 次印刷

书　　号：ISBN 978-7-5551-2198-5

定　　价：118.00 元

《睡眠主动健康》
编委会

（除备注工作单位外，其他人员工作单位均为广西医学科学院·广西壮族自治区人民医院）

主　编： 黎君君　李　健　伍秋霞　赵明明

副主编： 唐彬鋆　陆怡安　覃丽霞　莫小樱　邓德茂
陈芳梅

编　者： 马洪武　江知融　苏月靓　张　敏　杨元欢
林　治　施令丽　莫金芳　梁金枝　潘凤锦
黄惠媏　文依宁　梁安康

参与资料收集人员： 陈　婷（钦州市第二人民医院）
陈毅克（贵港市人民医院）
林燕妮（玉林市第一人民医院）
明莫瑜（柳州市工人医院）

序　一

健康是人类永恒的话题，也是人类终其一生所追求的目标。健康是人生幸福的源泉，是生命之基。当前全球面临着诸多公共卫生挑战，人民对高质量健康的需求不断推动着健康新质生产力的发展，全人群主动寻求健康是新时代对健康的新定位、新要求，同时赋予健康新的时代内涵。从影响健康因素的广泛性出发，顺应新时代发展需求，变“被动医疗”为“主动健康”，推动“以治病为中心”向“以人民健康为中心”转变，积极探索构建主动健康服务体系，全方位地关注全人群的全生命周期健康。

广西医学科学院·广西壮族自治区人民医院发挥主动健康服务示范引领作用，着力构建主动健康服务体系，连续三年推动“构建主动健康服务体系”写入自治区政府工作报告，“倡导‘主动健康’”概念写入《广西卫生健康发展“十四五”规划》。大河奔流，涓滴汇聚，理论先行，实践紧随。广西医学科学院·广西壮族自治区人民医院率先以理论筑基，用实践探究真理，先后出版《主动健康理论与实践》《主动健康服务体系》两本专著，为主动健康与主动健康服务体系打牢理论根基，构建“3+1+2”主动健康信息平台和“5+1”主动健康APP，先后成立二三级主动健康中心，引领主动健康服务体系实质性建设推进。

扎根沃土，枝叶凌云。变被动为主动，全面提升全人群的健康主观能动性，将药物治疗转化为以非药物治疗为主的“预防为主”“主动干预”和“自我健康管理”。广西医学科学院·广西壮族自治区人民医院重点围绕营养、运动、睡眠、心理和中医等方面，在主动健康根基理论的基础之上散发枝叶，充分发挥专科建设的优势，对眼、鼻、乳腺等重点学科进行主动健康理论与实践的探索，焦点化探索主动健康学科发展，组织编写“主动健康系列丛书”。丛书分为《鼻主动健康》《眼主动健康》《乳腺主动健康》《睡眠主动健康》《运动主动健康》《营养主动健康》《中医主动健康》和《心理主动健康》八个分册，以不同专科的视角为切入点，进一步充实和丰富了主动健康的内涵，也为多学科协同开展主动健康管理实践给予了针对性的指导。

八本书聚焦各自领域在主动健康方面的理论研究和实践应用，内容翔实明了，具有较强的理论指导性和实践操作性，对八个学科主动健康的细化发展具有里程碑式的意义，为八个学科的发展注入新生且澎湃的力量，使未来的发展有了新的方向。八本书打破教科书式的晦涩难懂、“有教无类”的局面，不再局限于专业的医学人士，而是人人都可以看懂的、通俗的、富有内涵的、指导性意义较强的图书，对于提高人群的健康主观能动性具有重要意义，是一套值得推荐并仔细品读的作为健康生活指南的好书。

北海虽赊，扶摇可接。主动健康的新赛道已开辟，还有诸多细化的领域等着仁人志士一起探索，在肥沃的土地与扎实的根基上静待花开。

中国工程院院士
中南大学临床药理研究所所长 周宏灏

序　二

山因脊而雄，屋因梁而固。一人健康是立身之本，人民健康是立国之基。

健康是促进人类全面发展的必然要求，是经济社会发展的基础条件，是民族昌盛和国家富强的重要标志，也是广大人民群众的共同追求。《"健康中国2030"规划纲要》提出了"健康中国"建设的目标和任务。党的二十大报告指出，要把保障人民健康放在优先发展的战略位置，完善人民健康促进政策。这就要求我们从影响健康因素的广泛性出发，关注生命全周期、健康全过程，将维护人民健康的范畴从疾病防治拓展到影响健康的各个领域，将健康理念融入各项政策，实现健康与经济社会协调发展。以"预防为主""主动干预""广泛参与""自我管理"等为特征的主动健康逐渐受到社会和知识界的关注。

主动健康是以政府为主导，充分调动全社会的积极性，强调个人是健康的第一责任人，以信息学和生物组学等新技术为支撑，推行健康生活方式，有效监测和干预健康危险因素，促进全民健康的健康管理新模式。主动健康更强调主动获取健康信息和实施有利于健康的行为，强调个人是自我健康的责任人，并重视人类主动选择健康行为的能力，是从"治已病"到"治未病"的转变。

在一系列国家战略背景下，主动健康模式应运而生，至此，主动健康服务的良性发展环境已形成。主动健康服务体系是依托主动健康技术，连续动态采集健康信息，组建健康大数据队列，构建全方位、全人群、全生命周期危险因素控制、行为干预、疾病管理和健康服务的技术与产业支撑体系。构建主动健康服务体系对于提升全民健康主观能动性、提高全民健康素养水平、减少非必要药物干预和降低医疗费用等具有重要意义，也是增进人民健康福祉、建设“健康中国”的重要举措。

“十四五”时期是加快建设健康广西、推动卫生健康事业高质量发展的关键时期。推进建设健康广西，是当前努力满足全区各族人民健康新期盼的一项迫切任务。广西高度重视主动健康服务体系的构建。在广西医学科学院·广西壮族自治区人民医院的推动下，“构建主动健康服务体系”已连续三年被写入自治区政府工作报告，“倡导‘主动健康’概念”也被写入《广西卫生健康发展“十四五”规划》。

为深入贯彻习近平总书记关于卫生健康领域的重要讲话和重要指示精神，广西医学科学院·广西壮族自治区人民医院从理论和实践两方面先行、先试探索构建主动健康服务体系，将取得的成效积极在全区推广应用，为建设健康广西做出应有贡献。一方面，主动健康理论研究团队相继出版《主动健康理论与实践》《主动健康服务体系》专著，为主动健康的实践提供了理论基础；另一方面，主动健康实践团队通过完善“3+1+2”主动健康信息平台和“5+1”主动健康 APP，做好五级主动健康中心的推广应用，深化与主动健康第三产业的链接，推动主动健康实践走进广西千家万户，由自治区到 14 个地级市到 111 个县（市、区）到 1118 个镇（乡），再到 14164 个村，实现从“以治病为中心”到“以人民健康为中心”的转变。

被动医疗建立在还原论的基础上，通过打针、吃药、手术等手段防御和治疗疾病。而主动健康则建立在复杂性科学的基础上，认为人体是一个开放的复杂系统，采用物理、心理、营养等主动干预策略，可增强人体的健康能力与生命活力，进而保持健康状态。由此可见，饮食、运动、睡眠、营养、中医、心理健康等方面在实现主动健康中起到重要作用。为凝心聚力建设新时代中国特色社会主义壮美广西提供坚实的健康支撑，充分发挥专业引领作用，促进全区医疗服务水平提升，广西医学科学院·广西壮族自治区人民医院率先在鼻、眼、乳腺等学科进行主动健康实践探索，并组织编写主动健康系列丛书，包括《眼主动健康》《鼻主动健康》《乳腺主动健康》《睡眠主动健康》《运动主动健康》《营养主动健康》《中医主动健康》《心理主动健康》等八个分册，分别介绍了眼、鼻、乳腺、睡眠、运动、营养、中医、心理等各学科在主动健康领域的理论研究与实践应用，内容丰富、条理明晰，兼具实用性与操作性。丛书以大量的科技文献资料、医学研究和临床试验为基础，融合眼科学、鼻科学、乳腺学、睡眠医学、运动学、营养学、中医学、心理学等诸多学科内容，全面、科学地提供针对性的健康指导，为新时代主动健康管理注入新活力，对形成可复制、可推广的广西主动健康标准具有重要意义，为全区乃至全国各医疗机构建设主动健康服务体系提供了丰富的经验和生动的实践案例，具有重要的指导意义。

征程万里风正劲，重任千钧再奋蹄。为增进人民健康福祉，主动健康研究任重而道远。丛书全体编委耗时数月、反复锤炼，以尺寸之功积千秋之利，最终编写完成这套指导性强、实用性佳的丛书。丛书凝聚着医院全体卫生健康人的拳拳初心，如有不足之处请广大卫生健康同仁及时指正。愿全体卫生健康人共同努力、奋楫笃行，在发展卫生健康新质生产力、推进卫生健康事业高质量发展的道路上继续乘风破浪、行稳致远。

广西医学科学院·广西壮族自治区人民医院

前 言

睡眠是人类基本的生命活动之一，人的一生中大约有 1/3 的时间在睡眠中度过。充足的睡眠可以帮助机体恢复精力和体力，是身心健康不可缺少的组成部分。但是，随着时代的变迁，现代生活节奏的不断加快，人们的生活方式也发生了深刻变化。工作与生活的双重压力日益加剧，加上电子设备的频繁使用，使得人们的睡眠时间被不断压缩，睡眠障碍问题也愈发普遍。

《中国睡眠研究报告 2023》对我国居民基本睡眠状况的调查结果显示，64.75% 的居民每天实际睡眠时长少于 8 小时，有 42.35% 的居民每天工作或学习时长超过 8 小时。由此可见，我国多数居民的睡眠时间较短，工作或学习时间较长。而长期缺乏睡眠，会增加多种疾病的患病风险。大量研究表明，失眠或缺少睡眠都会损害健康，使身体机能下降。这俨然成为一个突出的医疗及公共卫生问题，甚至还为社会带来巨大的经济负担。

《健康中国行动（2019—2030 年）》明确提出，长期的睡眠不足会加大患心脑血管疾病、抑郁症、糖尿病和肥胖的风险，损害认知功能、记忆力和免疫系统，同时还对不同年龄人群的睡眠时间提出了建议，目的是让人们能够得到充足的睡眠，并形成规律的作息，减少因睡眠障碍造成的经济损失和医疗资源浪费等。然而，公众对睡眠问题的认识不足，也并不了解如何实现睡眠主动健康。

在“健康中国”视域下，睡眠障碍的管理模式层出不穷，睡眠主动健康作为通过激发内因、改变外因、提高整体睡眠障碍疾病全程管理的先进理念与模式，可能对未来睡眠障碍疾病的诊断、治疗和预防等方面起到更大的推动作用。通过睡眠主动健康管理系统全面采集患者的原始症状，了解其与睡眠障碍的关系，对全面、精准地评估患者的睡眠情况尤为重要。把“以治病为中心”转变为“以人民健康为中心”，关注全人群、全生命周期、健康全过程是现代医疗卫生工作发展的重要方向。经过数十年的发展，睡眠医学在部分国家尤其是在发达国家已成为独立学科，我国也将睡眠医学作为独立学科发展，推动了睡眠障碍疾病规范诊疗及人民群众对睡眠障碍疾病认知的发展。

睡眠障碍的主动健康管理是睡眠主动健康的重要组成部分，其理念与中医的“治未病”理念相似，同时融合了现代信息技术和医学技术。广西医学科学院·广西壮族自治区人民医院通过多学科健康管理平台和主动健康管理平台获取海量的医疗大数据，通过大数据技术，实现结构化数据和非结构化数据的整合，达成个体—家庭—社区—体检机构—医院的全生命周期数据的串联。主要做法包括三方面：一是通过人工智能技术，开展睡眠障碍的全面筛查、预测及动态管理；二是注重增强健康利益相关方面的主观能动性，倡导优先提升健康素养，倡导数字化健康干预，并且能够满足不同个体差异化的医疗需求，进而实现睡眠障碍患者主动进行健康管理；三是实现睡眠障碍的精准防控，使患者的健康状态得到恢复，延缓睡眠障碍相关并发症的进展，甚至逆转睡眠障碍相关并发症。

近年来，传统的睡眠呼吸疾病诊疗管理模式已转变为睡眠障碍人群行为学治疗及预后管理的“集成化”睡眠主动健康医学管理模式。从识别睡眠障碍高危人群开始，到重视高危人群的预防和控制，对典型的睡眠障碍患者可以进行诊断、治疗及康复一体化管理；对部分重症睡眠障碍患者，可经综合的临床评估后，不进行睡眠监测而直接开展干预治疗，后期可通过睡眠远程管理进行长期随访。对睡眠障碍疾病患者进行临床管理的目标不仅在于降低鼾声和呼吸暂停低通气指数，还在于降低并发症的发生率，提高患者的生活质量和改善远期预后。

本书分为睡眠主动健康概述、睡眠生理基础知识等八章，主要介绍睡眠主动健康的定义、价值及内涵，科普睡眠主动健康相关疾病的知识及实施睡眠主动健康的策略，阐述不同机构在建设睡眠主动健康体系中所起的作用，介绍睡眠主动健康在全生命周期中的管理方法，探讨如何在历史实践的推动下让睡眠主动健康体系走向国际化道路等。本书旨在提高人民群众对睡眠障碍的认识，促使人民群众参与睡眠管理，增强睡眠主动健康的意识，提高自我睡眠主动健康管理的能力。

受笔者自身水平及该领域发展现状的限制，书中难免存在不足之处，敬请广大读者批评指正。

目 录

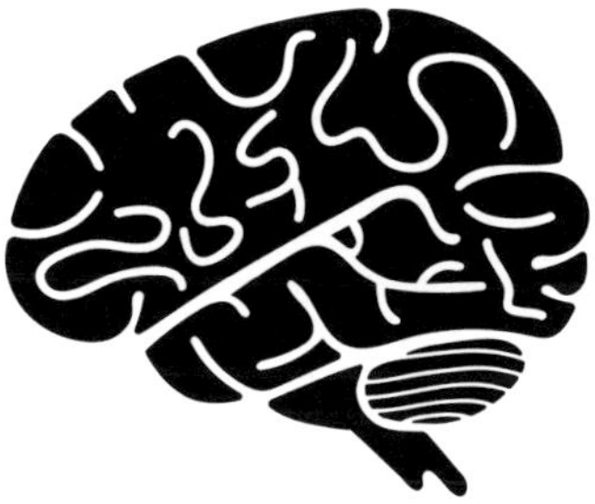

第一章

睡眠主动健康概述

随着人们对健康需求的日益增长与卫生资源有限性矛盾的加剧，传统疾病防控理念正逐步转变，主动健康理念也随之兴起。主动健康的核心任务在于充分激发个体能动性，通过综合运用各种可控方法与手段，激活机体自愈机制，有效识别并应对外来有害物质，以及人体内部可能产生的损伤因子和肿瘤细胞等，旨在实现疾病的预防与治疗，增强机体免疫功能，从而全面促进人体健康。科学的不断进步为人们提供了多样化途径来维护和修复自身免疫系统，这包括非药物干预与药物干预两大类。具体而言，非药物干预涵盖改变生活方式与习惯、调整饮食结构、优化心态与情绪管理、提高睡眠质量等多个方面。

一、睡眠主动健康的理念

睡眠主动健康是一种新兴的睡眠健康管理模式，倡导个体通过积极主动的方式来优化自身的睡眠状况。该模式借助智能设备与医疗干预等手段，助力个体主动管理睡眠，进而提高睡眠质量，促进身心健康，提高工作效率，并有效节约医疗资源。智能设备作为辅助工具，结合激发内因与医疗干预等策略，激励人们主动进行自我健康管理，摒弃不良生活方式，最终达到睡眠健康管理的目标。睡眠主动健康理念的产生，根源于人们对睡眠健康认知的不断深化。以往，人们多将睡眠视作单纯的休息方式，但随着科学研究的持续深入，人们逐渐认识到睡眠对人体生理及心理健康的重要性。于是，睡眠主动健康的理念应运而生，强调在日常生活中，人们应关注睡眠质量，培养并维持良好的睡眠习惯，以此来维护身心健康。

同时，睡眠主动健康理念的产生与经济社会的快速发展紧密相关。生活节奏的加快与竞争的加剧，促使专家学者提出睡眠主动健康理念，旨在唤起人们对睡眠健康的重视，并采取积极举措来改善睡眠质量。

此外，现代医学的发展也深刻影响了睡眠主动健康概念的形成。随着医学技术的不断进步，人们对睡眠生理机制的理解日益加深，发现睡眠在提升免疫力、优化大脑功能、促进生长发育等方面发挥着重要作用。因此，人们开始根据自身需求，科学地管理睡眠时间与生活方式，以期提升生活质量。

二、睡眠主动健康的内涵

睡眠主动健康旨在帮助人们认识睡眠的重要性，注重个体通过积极主动的方式来管理和改善自身的睡眠状况。通过掌握科学的睡眠方法、激发内在动力，以及采取必要的医疗干预等手段，睡眠主动健康引导人们主动进行睡眠自我管理，改变不良的生活方式，进而提高睡眠质量，最终达到提高生活质量、促进身心健康的目的。睡眠主动健康的内涵主要包括以下 7 点：

（一）自我监测

人们可以借助智能设备，如睡眠监测仪、智能手环等，实时监测自己的睡眠状况，包括睡眠的时间、质量和深度等方面。通过深入了解自身的睡眠状况，人们可以有针对性地调整睡眠习惯，进而提升睡眠质量。

（二）激发内因

睡眠主动健康理念着重强调个体自身的主动性与积极性，通过激发内在因素（如个体主动调整心态、改变生活方式等）来改善睡眠状况。保持积极乐观的心态、维持规律的作息、避免熬夜等均有助于提高睡眠质量。

（三）医疗干预

在必要时，个体可以寻求医疗卫生机构的协助，如咨询专业医生、接受心理治疗等。医疗干预能够为个体量身定制治疗方案，帮助其解决严重的睡眠问题。

（四）跨学科协作

睡眠主动健康的实现需要跨学科的协作与支持，需要医学、心理学、生物学等多个领域的专家共同参与研究睡眠问题，并提出综合性的解决方案。通过跨学科协作，人们能够更深入地理解和管理睡眠问题，同时提高治疗效果。

（五）个性化睡眠健康管理

每个人的睡眠需求和习惯都是独特的，因此个性化的健康管理方案对于实现睡眠主动健康至关重要。个性化睡眠健康管理根据个体的年龄、性别、生理状态及睡眠习惯等因素，制订个性化的睡眠计划，以满足不同人群的需求。

（六）预防性睡眠健康管理

预防性睡眠健康管理是睡眠主动健康不可或缺的一部分。通过定期的睡眠健康评估和干预，及时发现并解决潜在的睡眠问题，从而避免疾病的发生。此外，预防性睡眠健康管理还包括对公众的宣教，使其了解并养成良好的睡眠习惯和生活方式，以减少睡眠问题的发生。

（七）智能化睡眠健康管理

随着智能技术的不断进步，智能化睡眠健康管理正逐步成为现实。通过智能设备及大数据、人工智能等技术的应用，对个体的睡眠数据进行实时监测与分析，提供精准的健康建议和管理方案。这有助于个体更全面地了解自己的睡眠状况，及时调整睡眠习惯，实现健康睡眠。

三、睡眠主动健康的价值

睡眠主动健康不仅对个人的身体健康、心理健康、工作效率及生活质量等具有深远意义，还对整个社会的经济发展产生积极影响。我们应当将睡眠主动健康融入日常生活之中，积极采取措施以改善并提高睡眠质量，从而为自己及家人营造健康、幸福的生活环境。睡眠主动健康的价值具体体现在以下 6 个方面。

（一）实施睡眠主动健康可促进身体健康

1. 睡眠对身体健康的重要性

长期睡眠不足或睡眠质量低下可能引发多种健康问题，如心血管疾病、糖尿病及肥胖等。改善睡眠习惯，能有效降低患这些疾病的风险。

2. 预防与治疗睡眠障碍

对睡眠的关注与管理，能够预防并治疗常见的睡眠障碍，如失眠、打鼾及不宁腿综合征等。通过早期的干预与管理，可避免睡眠障碍对日常生活造成的不利影响。

3. 早期发现潜在的健康问题

关注睡眠质量有助于早期发现潜在的健康隐患。如睡眠呼吸暂停可能是高血压、心血管疾病及糖尿病的预警信号。通过早期发现睡眠障碍，可以及时处理这些潜在的健康问题。

4. 增强免疫力

充足的睡眠有助于调节人体免疫系统，提升身体对疾病的抵抗力。主动维持良好的睡眠习惯，能够进一步降低患病风险。

（二）实施睡眠主动健康可促进心理健康

1. 缓解心理压力

良好的睡眠有助于缓解心理压力与焦虑情绪。通过主动提高睡眠质量，能够减轻心理压力对日常生活造成的负面影响。

2. 稳定情绪

充足的睡眠可调节大脑中控制情绪的化学物质，使人的情绪更加稳定。在睡眠过程中，大脑会处理和整合情绪信息，从而帮助人们在次日更加清晰地应对情绪问题，这对于提升人们的生活质量及工作效率具有关键作用。

3. 维持良好的心理状态

充足的睡眠不仅有助于人们维持良好的心理状态，促进心理健康，还能有效降低患焦虑和抑郁的风险。

（三）实施睡眠主动健康可预防疾病

1. 降低患糖尿病的风险

睡眠不足可能会引发胰岛素抵抗，进而增加患糖尿病的风险。改善睡眠习惯，则有助于降低这一风险。

2. 减少炎症

睡眠不足会引发身体的炎症反应，增加患慢性疾病的风险。保持良好的睡眠习惯可以抑制炎症的发生，对预防慢性病大有裨益。

3. 延缓衰老

充足的睡眠能够延缓细胞的衰老进程，保持青春活力。通过改善睡眠质量，人们可以拥有更健康的生活，使寿命延长。

4. 预防心血管疾病

研究表明，充足的睡眠有助于降低患心血管疾病的风险。睡眠不足会对血压、心率等产生不良影响，导致血管收缩，进而增加患心脏病和脑卒中的风险。

5. 控制体重

睡眠不足可能引起体内代谢激素分泌异常，导致体重增加。保持充足的睡眠，则有助于维持健康的体重。

（四）实施睡眠主动健康可提升综合能力

1. 激发创新力和创造力

良好的睡眠环境能够激发人的创新力和创造力。在睡眠期间，大脑会整理和整合日常信息，产生新的想法和创意。而睡眠不足则会抑制大脑的创造性区域，导致思维迟缓和创新力下降。因此，主动管理睡眠，可以提升创新力和创造力，为工作和生活注入更多灵感。

2. 提高专注力和反应速度

充足的睡眠有助于提高专注力和反应速度，进而提高工作效率。

3. 提高学习能力

睡眠对于提高学习能力具有至关重要的作用。在睡眠期间，大脑会巩固并整理所学内容，使人们能更清晰地理解和掌握新知识。确保充足的睡眠，不仅能提高学习效率，还能加强人们对新知识的吸收与应用能力。

4. 强化记忆能力

睡眠能够巩固和增强记忆力，进而提高学习与工作效率。

5. 提升认知能力

优质的睡眠对于提高人们的认知能力（包括注意力、思维能力和决策能力等）至关重要。通过主动管理睡眠，人们能在日常生活与工作中展现出更高的认知水平。

（五）实施睡眠主动健康可维护家庭和谐和提高生活质量

1. 维护家庭和谐

充足的睡眠有助于改善情绪，提升沟通技巧，而稳定的情绪对于维护和谐的家庭关系至关重要。主动关注自己与家人的睡眠需求，共同构建优质的睡眠环境，有助于营造和睦温馨的家庭氛围。

2. 提高生活质量

良好的睡眠让人精力充沛、充满活力，从而提高生活质量，使人们更好地应对日常生活的挑战。

（六）实施睡眠主动健康可促进社会和谐与经济发展

1. 促进人际关系和谐

充足的睡眠有助于改善情绪，提升沟通能力，增进人际关系的和谐，进而推动社会的和谐发展。

2. 降低意外事故发生的风险

睡眠不足或睡眠质量低下可能导致疲劳驾驶、工伤事故等问题。通过改善睡眠状况，可以降低这些意外事故的发生概率，保护个人及他人的安全。

3. 提高劳动生产力

充足的睡眠在提高工作效率的同时，也提高了劳动生产力，可为社会经济的持续发展做出积极贡献。

4. 减轻医疗负担

睡眠问题可能引发身体不适，甚至患慢性疾病，主动关注并妥善管理睡眠，能够有效降低个人的患病风险，从而减少医疗支出，进一步减轻国家、家庭和个人的医疗负担，为社会经济的持续发展腾出更多资源。

5. 实现时间与金钱的双重节省

维持良好的睡眠习惯，可以避免因睡眠不佳导致的误工、误事以及额外的医疗费用支出，从而实现时间和金钱的双重节省，为社会的经济发展贡献力量。

第二章

睡眠生理基础知识

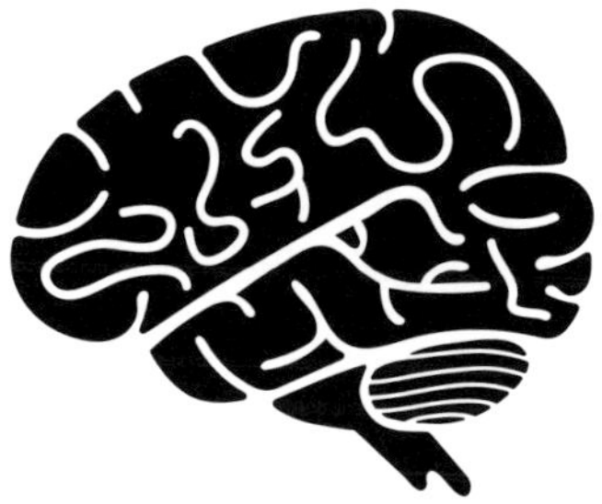

第一节 睡眠生理特征

一、睡眠生理概述

睡眠时，脑功能状态并非恒定不变的，而是呈现明显的周期性变化。因此，睡眠常被划分为不同的阶段。正常成年人在整个夜晚的睡眠相对稳定，呈现特定的睡眠生理特征。睡眠是指机体对环境失去感知与反应能力的一种可逆状态，能在“瞬间”完成从睡眠到觉醒的转换，是一个包含复杂生理与行为过程的自然现象。睡眠生理特征表现为机体运动的停止、肌肉的松弛、意识的模糊乃至消失，仿佛与世界暂时隔绝；此时，人体新陈代谢减缓，以最小的能量消耗维持机体的基本生命活动。值得注意的是，麻醉或昏迷状态与睡眠有着本质区别，因为前者不具备睡眠瞬间唤醒的特性。脑科学研究显示，睡眠不仅是活动的简单停止，还是维持高度生理功能、适应行为和生物防御机制所不可或缺的状态。只有拥有良好的睡眠，人们在觉醒时才能充分发挥大脑处理信息的能力。在探索精神与意识、学习与记忆等大脑的高级功能时，睡眠起着至关重要的作用。

二、睡眠分期

1. 睡眠分期的产生与发展

对睡眠进行分期主要依赖于脑电记录技术的不断进步。1875 年，英国生理学家 Richard Caton 首次在家兔和猴的脑部记录到了电活动。1929 年，德国精神病学家 Berger 首次发表文章，宣布成功记录到人类的脑电波，并发现人类在睡眠与觉醒状态下的脑电波存在显著差异。早在 1926 年，Berger 就已经将发现的 α 波和 β 波命名为脑电图，从而开启了人们客观认识睡眠的历程。1953 年，美国芝加哥大学的 Aserinsky 和 Kleitman 在研究婴儿睡眠时观察到，婴儿在安静睡眠后会出现周期性的快速眼动，并证实快速眼动时的脑电波与觉醒时相似。这一发现明确划分了人类睡眠的两种类型：非快速眼动睡眠和快速眼动睡眠，后者曾被称为快波睡眠或异相睡眠。当前，借助多导睡眠监测、眼电图和肌电图（electromyogram，EMG）等，我们能够明确区分非快速眼动睡眠与快速眼动睡眠。1957 年，Dement 和 Kleitman 进一步将非快速眼动睡眠细分为 4 个阶段，分别为入睡期（N1 期）、浅睡眠期（N2 期）、中度睡眠期（N3 期）和深度睡眠期（N4 期）。

2. 睡眠分期及相关特征

（1）睡眠分期。1968 年，Alan Rechtschaffen 与 Anthony Kales 共同制订了睡眠清醒判读标准，即 R&K 判读规则。2007 年，美国睡眠医学会更新了睡眠判读标准。新指南保留了旧睡眠判读标准中关于睡眠分期的基本框架，但将非快速眼动睡眠期中的 N3 期与 N4 期合并为 N3 期，不再细分，即非快速眼动睡眠期被细分为 3 期。

① N1 期是清醒与睡眠之间的过渡阶段。此时，心跳和呼吸开始放缓，眼球运动减缓，肌肉放松，体温逐渐下降。脑电图显示，脑电波变慢，α 波逐渐减弱至消失，波形不规则，连续性差，后期可能出现低幅 θ 波和 β 波，但以 θ 波为主。N1 期的脑电图特征为低电压混合频率波，无睡眠梭形波和非觉醒相关性 K 复合波，也可能出现缓慢眼球运动和尖波。此阶段，个体对外界刺激的反应减弱，处于半睡半醒的蒙眬状态，持续时间较短，通常为 1 ～ 7 分钟。

② N2 期紧随短暂的 N1 期之后，是第一个睡眠周期中的主要阶段。此时，眼球运动停止，心率减慢，全身肌肉张力显著降低。脑电图的特征：在 θ 波背景下出现周期为 100 ～ 300 毫秒、波幅为 100 ～ 300 μV 的睡眠梭形波，频率为 12 ～ 14 Hz，并伴有 K 复合波（先负后正的高幅慢波，持续时间≥ 0.5 秒）。此阶段已进入睡眠状态，但容易被唤醒，属于浅睡眠。

③ N3 期为深度睡眠阶段。此时，对外界刺激的反应进一步减弱，心率和呼吸降至睡眠中的最低水平，血压和体温下降，肌肉活动减少。脑电图显示，该期开始出现中振幅或高振幅的 δ 波，δ 波的比例反映了睡眠的深度。随着睡眠的加深，δ 波比例超过 50%，直至全部记录仅显示 δ 波。因此，这一睡眠阶段也被称为慢波睡眠。此时，肌肉张力极低，个体处于深度睡眠状态，难以被唤醒。

（2）睡眠分期相关特征。一般而言，人类的非快速眼动睡眠中，N1 和 N2 期为浅睡眠，而 N3 期为深睡眠。成年人的 N3 期睡眠主要出现在上半夜，而下半夜则以 N1 和 N2 期睡眠为主。年轻健康的成年人每天平均睡眠约 8 小时，其中深睡眠的总时间占全夜总睡眠时间的 15% ～ 20%。动物的非快速眼动睡眠区分不如人类明确，其整个非快速眼动睡眠阶段基本等同于人类的非快速眼动睡眠。

脑电活动的特征与觉醒期相仿，展现出低波幅混合频率波及间断性的 θ 波，因此也被称作异相睡眠（在 PSG 上，快速眼动睡眠期间眼电活动显著增强，达到 50 ～ 60 Hz，并伴有阵发性快速眼动）。此时，肌电活动显著减弱乃至消失，尤其是颈后及四肢肌肉的抑制更为明显，呈现姿势性肌张力弛缓的状态，这些特征可将异相睡眠与觉醒状态区分开来。此阶段常伴随梦境，被唤醒的人中有 90% ～ 95% 正在做梦。此外，还会出现相位性中耳肌活动、呼吸频率和心率加快、冠状动脉血流量突然增加等其他系统的特征性变化。

从就寝到正式入睡的这段时间被称为睡眠潜伏期，成年人一般持续时间为 20 ～ 30 分钟。随后，进入 N1 期睡眠、N2 期睡眠和 N3 期睡眠。成年人入睡后通常会先进入 N1 期睡眠，0.5 ～ 7.0 分钟后转入 N2 期睡眠。一般而言，入睡 70 ～ 90 分钟后进入第二个睡眠周期。从第二个周期开始，非快速眼动睡眠逐渐缩短，而快速眼动睡眠则逐渐增多。到了后半夜，N3 期睡眠会越来越少，直至消失，而快速眼动睡眠的时长可达 60 分钟。成年人在整个夜晚的睡眠过程中，会经历 4 ～ 6 个这样的睡眠周期，这些周期相互衔接，循环往复。

3. 睡眠生理的脑电波分类

根据脑电图所记录的脑电频率与幅度的差异，通常可将脑电波划分为 δ 、θ 、α 、β 及 γ 等 5 个频率波段。

（1）δ 波：频率范围为 0.5 ～ 3.99 Hz，幅度为 100 ～ 200 μV，尤其在颞叶和枕叶区域较为显著。δ 波主要发生在深睡眠或昏迷状态。

（2）θ 波：频率范围为 4 ～ 7 Hz，幅度为 50 ～ 100 μV，显著区域为颞叶和顶叶。θ 波常见于浅睡眠期。

（3）α 波：频率范围为 8 ～ 13 Hz，幅度为 30 ～ 50 μV，主要出现在枕叶区域。α 波在成年人闭眼、放松的觉醒状态下尤为明显。

（4）β 波：频率范围为 13 ～ 30 Hz，幅度约为 30 μV，在额叶和顶叶区域较为明显。β 波主要出现在脑活动较为活跃的状态，如主动思考时。

（5）γ 波：频率范围超过 30 Hz，无特定幅度范围。γ 波可能与脑内特定的信息处理过程相关联。

除了上述几种基本波形，睡眠脑电图还存在一些特殊波形，有尖波、梭形波和 K 复合波等。尖波表现为波形陡峭，持续时间<0.5 秒（在尖波的基底部测量），中央区导联波幅最大，凸显于背景脑电波之上。尖波常见于由清醒向 N1 期转换时，也可见于 N1 期或 N2 期，通常在婴儿出生后 4 ～ 6 个月开始出现，清醒期出现需排除病理波可能。梭形波则是成串出现的明显可辨正弦波，频率在 11 ～ 16 Hz（最常见为 12 ～ 14 Hz），持续时间≥ 0.5 秒，中央区导联记录的波幅最高。K 复合波为一个轮廓清晰的负向尖锐波，紧接一个正向波，凸显于背景脑电图之上，持续时间≥ 0.5 秒，额区脑电导联记录的波幅最高。判读觉醒相关的 K 复合波时，觉醒必须与 K 复合波同时出现，或觉醒在 K 复合波止点后 1 秒内出现。睡眠分期的标准主要依据上述波形的出现情况及占比来判定。

三、睡眠生理结构

1. 睡眠 – 觉醒周期的产生

人的一生中，大约有 1/3 的时间是在睡眠中度过的。不同年龄阶段所需的睡眠时间各不相同，同时，个体间的差异也相当显著。正常情况下，人们每隔 24 小时会经历一次睡眠与觉醒的自然交替。

2. 睡眠 – 觉醒周期的分类及特点

（1）睡眠 – 觉醒周期的分类。睡眠 – 觉醒周期是生理节律之一。根据脑电图及其他身体指标的变化判断，睡眠周期可分为非快速眼动睡眠和快速眼动睡眠。非快速眼动睡眠和快速眼动睡眠在脑电图、EMG、眼动电图及行为上各具特征。人的每晚睡眠由 4 ～ 6 个非快速眼动睡眠与快速眼动睡眠交替变换的周期组成；成年人每个周期持续 80 ～ 120 分钟，包含 20 ～ 30 分钟的快速眼动睡眠和 50 ～ 60 分钟的非快速眼动睡眠；婴儿则每个周期间隔约 60 分钟。

（2）睡眠 – 觉醒周期的特征。

①非快速眼动睡眠的特征。从 N1 期至 N3 期过渡时，全身肌张力逐渐降低，心率和呼吸渐趋平缓，体温和脑温下降；血压降低，但脑血流量较清醒时增多；胃肠蠕动增强，胃液分泌增加，闭眼且瞳孔缩小，发汗功能增强；脑下垂体分泌的生长激素、促肾上腺皮质激素及肾上腺皮质分泌的激素较日间清醒时增多，尤

其是生长激素在 N3 期达到分泌高峰，这表明非快速眼动睡眠与生长发育和体力恢复密切相关。

②快速眼动睡眠的特征。主要表现为脑电图呈现低幅混合频率波，肌张力完全松弛，感觉功能进一步减弱，难以唤醒，眼球快速转动，并出现多种特异生理变化。每人每晚会经历 4 ～ 6 个睡眠周期，整夜有 1 ～ 2 小时在梦中度过，前半夜梦境较短，后半夜较长。此时体温较低，但脑温、脑血流量、脑耗氧量等迅速增加；心率、血压、呼吸等出现短暂且剧烈的变化。支气管哮喘患者可能突发哮喘，心脏病患者可能会心绞痛发作，高血压患者可能发生脑出血。内分泌活动特征是生长激素分泌迅速减少，性腺和肾上腺皮质分泌活动增强，男性可能出现阴茎勃起、遗精，女性则阴道壁充血、分泌物增多。

③睡眠与梦。在快速眼动睡眠中被唤醒后，90% 以上的人正在做梦，且梦境生动鲜明、知觉性强，尤其是视觉感知突出。非快速眼动睡眠与梦的关系则较弱，在非快速眼动睡眠各期中被唤醒后，仅有 10% ～ 15% 的人正在做梦，非快速眼动睡眠更多涉及思维活动，思想多于景象，更像是在思考而非行动。Freud 认为梦均有意义，代表人的愿望满足。梦分析显示，每夜睡眠中的第一、第二次梦多以重现日间活动为主，似乎是对当天经历的事情重新整合编码；第三、第四次梦则多重现过去的经历，甚至儿时的体验；第五次梦则既有近期记忆又有往事记忆的内容。

3. 夜间睡眠结构的变化

正常成年人在整夜睡眠过程中，非快速眼动睡眠与快速眼动睡眠会交替出现。睡眠始于觉醒状态，首先进入非快速眼动睡眠的 N1 期，该期持续时间为 0.5 ～ 7.0 分钟，随后进入 N2 期，持续时间为 30 ～ 38 分钟。接着，进入 N3 期，此阶段持续时间从几分钟到 1 小时。N3 期结束后，睡眠会再次回到 N1 期或 N2 期，即浅睡眠期。此后，进入第一次快速眼动睡眠，标志着第一个睡眠周期的结束。首次快速眼动睡眠通常持续时间较短，为 5 ～ 10 分钟。

随后，睡眠再次从非快速眼动睡眠的浅睡眠期开始，逐渐进入快速眼动睡眠的深睡眠期，然后再回到非快速眼动睡眠的浅睡眠期，最终进入第二次快速眼动睡眠。成年人从一个快速眼动睡眠到下一个快速眼动睡眠的平均间隔时间为 90 分钟，而婴儿的时间间隔约为 60 分钟。一般来说，成年人每晚都会经历 4 ～ 6 个这样的睡眠周期。

在夜间睡眠的后半程，深度非快速眼动睡眠逐渐减少，而快速眼动睡眠时间则逐渐延长。值得注意的是，除了非快速眼动睡眠与快速眼动睡眠的循环交替，非快速眼动睡眠的各个阶段及快速眼动睡眠都可以直接转变为觉醒状态。然而，健康成年人不会直接从清醒状态进入快速眼动睡眠期，而是必须先进入非快速眼动睡眠期，然后再过渡到快速眼动睡眠期。

四、睡眠生理的发育特征

人类睡眠结构与年龄之间存在着密切的关系。胎儿几乎全天都处于睡眠状态。新生儿初期表现为非典型电活动，随后展现出高波幅混合频率的活动（即交替型脑电图），这种状态中缺乏纺锤波和 α 节律。出生后 2 ～ 3 个月，交替型脑电图逐渐消失；6 个月时，自发 K 复合波出现；1 岁后，纺锤波和 α 节律分化明显，能够清晰区分非快速眼动睡眠的三期变化，此时正式引入快速眼动睡眠与非快速眼动睡眠的分期概念。

幼儿在 3 ～ 5 岁时，随着大脑皮质结构和功能的逐步完善，高幅慢波脑电活动达到顶峰，非快速眼动睡眠的 N3 期成为这一年龄段的主要睡眠特征。从儿童期到青春期，非快速眼动睡眠和快速眼动睡眠的比例逐渐下降，而 N1 和 N2 睡眠的比例则逐渐上升。成年人深睡眠（N3 期）占比保持在 15% ～ 20% 之间。进入中年后，δ 波开始降低；60 岁后，N3 期睡眠显著减少，δ 波降低；75 岁后，N3 期睡眠几乎消失。值得注意的是，老年男性的这些变化往往早于同龄女性。有研究推测，这些变化与大脑皮质突触密度降低、突触活动减弱以及代谢率下降有关，是中枢神经系统早期老化的生物标志。

睡眠老化现象早于白发、面部皱纹等其他衰老迹象出现。快速眼动睡眠在生命早期占据重要地位，无论是胎儿期还是新生儿期，它都是最初的优势状态。Dement 和 Jouvet 等学者最早提出，快速眼动睡眠的主要功能是促进胎儿和新生儿中枢神经系统的发育。他们认为，在觉醒活动时间有限、刺激机会少的阶段，发育过程中的快速眼动睡眠成为中枢神经系统发育的主要刺激源。这种功能刺激始于胎儿生命初期，可能不仅来源于实际的感官刺激，还可能源于快速眼动睡眠过程，它在胎儿发育的某些阶段即已开始。在快速眼动睡眠期间，源自脑干的上行激动对于促进神经元的分化、成熟，以及脑高级中枢髓鞘的形成至关重要。

因此，早期生命中丰富的快速眼动睡眠及其在成年后下降到较低水平的现象强烈表明，快速眼动睡眠使大脑正常生理和结构发育成为可能。在个体发生学上，快速眼动睡眠被认为是原始睡眠，非快速眼动睡眠与觉醒随着个体成熟而出现时，快速眼动睡眠时间就减少。在生命的早期阶段，婴儿入睡时首先进入快速眼动睡眠，但出生后 3 ～ 4 个月，这种转化形式消失。婴儿的快速眼动睡眠占总睡眠时间的 50% ～ 60%，但随着年龄增长，快速眼动总睡眠时间将逐渐减少，其占总睡眠时间的百分比也会逐渐下降。到 2 岁时，幼儿快速眼动睡眠时间的占比降至总睡眠时间的 30% 左右，之后逐渐稳定在 20% ～ 25%，直到老年。健康老年人的快速眼动睡眠的百分比稍有下降，80 岁以上的快速眼动睡眠占比约为 18%。

快速眼动睡眠的间隔时间会随着年龄的增长而发生变化。早产儿的快速眼动睡眠平均间隔时间较短，为 40 ～ 45 分钟；足月新生儿的快速眼动睡眠平均间隔则延长至 45 ～ 50 分钟；1 岁幼儿的快速眼动睡眠平均间隔进一步增加为 50 ～ 60 分钟。到了 6 岁，快速眼动睡眠的平均间隔会继续延长，为 60 ～ 75 分钟；进入青春期和青年阶段后，这一间隔为 85 ～ 110 分钟，此后保持相对稳定，无明显变化。

早期快速眼动睡眠的减少不仅会对大脑发育造成损害，还会影响成年后大脑的可塑性。因此，相较于成年时期，童年发育时期的快速眼动睡眠更为丰富，它能提供内源性刺激，这种刺激与感觉输入一样，对于中枢神经系统发育过程中神经元回路的稳定和完善起着重要作用。

五、睡眠与觉醒发生系统

在大脑中，睡眠与觉醒发生系统掌控着觉醒和睡眠这两种截然不同的大脑功能状态。大脑中各种相关系统相互作用，共同维持着睡眠与觉醒周期性变化的动态平衡。因此，本节内容首先阐述觉醒机制，随后介绍不同睡眠阶段的机制，旨在更深入地理解觉醒和睡眠系统如何在独立运作的同时又相互作用，从而在觉醒和睡眠两种状态间催生出各异的生理活动。

1. 睡眠与觉醒发生系统的机制

（1）睡眠发生系统。非快速眼动睡眠发生系统主要通过释放抑制性神经递质（如 GABA、甘丙肽等）来抑制觉醒系统神经元的活动。随着觉醒系统放电的减弱，大脑各功能网络的兴奋性水平下降，进而使大脑进入睡眠状态。参与启动和维持非快速眼动睡眠的抑制性神经系统主要定位于下丘脑腹外侧视前区（ventrolateral preoptic area，VLPO）、视前正中核、延髓面旁区、丘脑网状核以及基底前脑等脑区。

①间脑。下丘脑 VLPO 的 γ－氨基丁酸能神经元在非快速眼动睡眠的发生过程中占据主导地位。从觉醒转向非快速眼动睡眠时，VLPO 神经元的放电频率增加，其兴奋性水平与睡眠质量正相关；若损伤 VLPO，可显著减少睡眠时间数月；若毁损 VLPO 密集区，可使 δ 波减少 60% ～ 70%，非快速眼动睡眠时间减少 50% ～ 60%。VLPO 神经元发出的纤维投射到多个觉醒相关神经元及脑区，如结节乳头体核、蓝斑和背缝核等，直接抑制这些促觉醒神经元的活动，从而促进睡眠。尽管 VLPO 目前被公认为非快速眼动睡眠发生的核心脑区，但是最近的实验表明，即使 VLPO 被损毁，在一段时间内，非快速眼动睡眠仍然会发生，说明非快速眼动睡眠的发生机制远比人们原先的认识更为复杂。

此外，其他下丘脑核团的神经元也被证实能特异性促进非快速眼动睡眠，包括视前中线核、视前外侧区和下丘脑背内侧的 γ－氨基丁酸能神经元，特别是视前中部或内侧区的热敏神经元（主要是表达 NOS1 的谷氨酸能神经元）。这些神经元的激活可以诱导体温下降并促进非快速眼动睡眠的增加，为解释睡眠发生与人体核心体温降低之间的关系提供了可能的神经机制。

非快速眼动睡眠中的纺锤波起源于丘脑，其中丘脑前部在睡眠调节中扮演着重要作用。大鼠和猴子的丘脑网状核中大多数是 γ－氨基丁酸能神经元。1990 年，Steriade 和 McCarley 提出，N2 期的纺锤波是丘脑网状核中的 γ－氨基丁酸能神经元与丘脑皮层神经元相互作用的结果。从脑干投射至丘脑的 ACh 神经纤维可以使网状核中的 GABA 神经元超极化，并立即阻断纺锤波的发射。大脑皮层是非快速眼动睡眠的执行区域，非快速眼动睡眠主要发生在浅睡眠及深度睡眠期间。δ 波活动的幅度和数量反映了大脑皮层的成熟度。δ 波的出现总是伴随着丘脑皮层神经元的超极化过程，因此任何导致丘脑皮层神经元去极化的因素都可以阻断 δ 波。

②脑干。早期的研究表明，脑干可能参与非快速眼动睡眠控制，而最新的研究已经明确了参与非快速眼动睡眠调节的脑干神经元的位置和特征。在延髓的侧脑和背脑区域（即面旁区域），存在大量与睡眠活动相关的 γ－氨基丁酸能神经元或甘氨酸能神经元，这些神经元的特定损伤将导致觉醒的增加和持续。同时，

脑干外侧被盖核所支配的 3 个靶神经元，即中脑背侧深核（谷氨酸能神经元）、中脑导水管周围外侧灰质（谷氨酸能神经元）和前庭内侧核（γ-氨基丁酸能神经元），都有表达神经降压素的神经。激活这些区域的任何一组神经降压素神经元都可以促进非快速眼动睡眠，减少觉醒和快速眼动睡眠。此外，脑桥被盖核和中脑导水管周围腹外侧灰质的 γ-氨基丁酸能神经元也促进非快速眼动睡眠。

③皮质下核、基底前脑、基底神经节以及大脑皮层均与睡眠的启动和维持密切相关。在基底前脑中，表达生长抑素的 γ-氨基丁酸能神经元在非快速眼动睡眠期间的放电频率显著高于觉醒期，表明其促进了非快速眼动睡眠。破坏大鼠的伏隔内侧核神经元会导致非快速眼动睡眠总量和频率的减少，同时增加快速眼动睡眠。腹侧纹状体和杏仁核中央的 γ-氨基丁酸能神经元在激活时会促进非快速眼动睡眠并抑制觉醒，这些神经元在睡眠期间的活动水平最高。此外，黑质网状区和不定区的 γ-氨基丁酸能神经元在促进快速眼动睡眠和非快速眼动睡眠中也起到重要作用。

1972 年，Villablanca 等人发现，去除动物的皮层和纹状体而保留脑干和脑前区，会导致睡眠周期异常，非快速眼动睡眠显著减少，这进一步证实了大脑皮层在诱导和维持睡眠中的关键作用。目前关于基底前脑、基底神经节和大脑皮层参与非快速眼动睡眠发生和维持的具体机制尚不完全清楚，仍需进一步研究和证实。

非快速眼动睡眠启动系统的主要脑区包括基底前脑、视前区和丘脑区的 VLPO，但这一系统的运作机制尚未真正确定。最新研究表明，脑干外侧被盖核、丘脑底核、丘脑后部区域和下丘脑视前内侧区域等大脑区域也能释放谷氨酸等兴奋性神经递质，这些区域与非快速眼动睡眠的发生有关。例如，在非快速眼动睡眠期间，基底神经节中的 γ-氨基丁酸能抑制神经元，会接收来自丘脑底核的大量兴奋性谷氨酸输入。基底节抑制性神经元的放电活性处于较高水平，可促进快速眼动睡眠。

自 20 世纪 50 年代快速眼动睡眠被发现以来，其产生和调节机制一直是睡眠科学领域的研究焦点。众多研究指出，快速眼动睡眠的启动关键区域位于脑干，特别是背外侧被盖核下部（sublaterodorsal tegmental nucleus，SLD），这一区域被认为是快速眼动睡眠发生的核心脑区。

在 Jouvet 的开创性研究中，他发现脑桥背侧的一个特定区域，即猫的蓝斑下区域，与啮齿动物的SLD相对应，对于快速眼动睡眠期间特征性脑电图的出现和肌肉张力的丧失起着至关重要的作用。一旦SLD遭到破坏，快速眼动睡眠的碎片化现象和快速眼动睡眠的频率都会显著减少。SLD通过向上投射至中间隔膜、脑桥网状结构、中线丘脑和下丘脑，影响海马神经元的活动，在快速眼动睡眠期间引发皮层兴奋，并参与皮层与海马的激活。在快速眼动睡眠期间，脑桥网状结构、外侧膝状体和视觉皮层同样可以检测到PGO波。SLD的腹侧部分含有大量的谷氨酸能神经元，在快速眼动睡眠期间达到活性峰值。这些神经元直接刺激脊髓中的抑制性中间神经元，并同时刺激延髓腹内侧的γ-氨基丁酸能神经元，最终导致脊髓运动神经元的抑制，从而产生运动抑制。

快速眼动睡眠的出现依赖于SLD神经元的活跃程度，而这一活跃程度最终受到大脑内多个细胞核的调控。抑制SLD神经元活动的细胞核主要包括位于中脑导水管周围腹外侧灰质和中脑背侧深核等区域的细胞核。在非快速眼动睡眠期间，这些大脑区域的γ-氨基丁酸能神经元表现出较高的活动性，而在快速眼动睡眠期间，它们的活动性降至最低，因此被称为快速眼动睡眠抑制神经元。此外，中缝核和蓝斑等区域的单胺类神经元与促进觉醒有关，也对SLD神经元产生显著的抑制作用。通过抑制SLD神经元的活动，可以有效地抑制快速眼动睡眠，防止异常快速眼动睡眠干扰非快速眼动睡眠和清醒状态，从而保障非快速眼动睡眠和清醒状态的正常交替。

此外，大脑中存在能够提升SLD活性的神经元，例如脑干中的巨细胞、下丘脑背内侧的γ-氨基丁酸能神经元及富含黑色素的下丘脑神经元等。这些神经元在快速眼动睡眠期间表现出的发射频率明显增加，而在非快速眼动睡眠和清醒状态下则停止发射。换言之，它们是快速眼动睡眠的启动者。在快速眼动睡眠期间，这些神经元变得活跃，通过抑制快速眼动睡眠的关闭神经元来启动和维持快速眼动睡眠，进而增强SLD神经元的兴奋性。在这个循环过程中，形成了非快速眼动睡眠与快速眼动睡眠的周期性交替。值得注意的是，在快速眼动睡眠期间，背外侧被盖核中的胆碱能神经元也会主动放电，直接刺激SLD神经元，并导致皮层兴奋性的增加，从而引起脑电波的快波状态。这可能与快速眼动睡眠期间大脑思维和记忆网络的持续活跃状态有关。

（2）觉醒发生系统。

①脑干。觉醒的发生与维持是脑干、间脑及皮质下核团等多个脑区内的

众多觉醒系统协同作用的结果。脑干内的促觉醒系统，特别是其中的桥被盖核，包括脚桥被盖核（pedunculopontine tegmental nucleus，PPT）与背外侧被盖核（laterodorsal tegmental nucleus，LDT）的乙酰胆碱能神经元、蓝斑（locus ceruleus，LC）的去甲肾上腺素能神经元、中缝背核的5-羟色胺（5-hydroxytryptamine，5-HT）能神经元、中脑被盖区的多巴胺能神经元及臂旁核的谷氨酸能神经元等。这些神经元发出的上行投射纤维相互交织，一部分沿背侧延伸至丘脑，另一部分则沿腹侧到达下丘脑和基底前脑，引发广泛的皮层兴奋，从而促进觉醒。PPT与LDT作为脑干中胆碱能神经元的主要分布区，其神经元在觉醒时放电活跃，非快速眼动睡眠期间减弱，而快速眼动睡眠期间又重新活跃。乙酰胆碱（acetylcholine，ACh）通过直接兴奋中继核的烟碱型N受体和毒蕈碱型M_1受体，或间接通过抑制含有γ-氨基丁酸（γ-aminobutyric acid，GABA）的丘脑网状核神经元的毒蕈碱型M_2受体来兴奋丘脑皮质中继核，进而促进大脑皮质的兴奋。

在单胺类神经系统中，蓝斑是大脑中去甲肾上腺素能神经元最为丰富和集中的区域。LC神经元的轴突广泛分布于大脑和脊髓，其上行投射纤维与PPT/LDT类似，投射至前脑和脑干，进而到达大脑皮层，以促进觉醒。LC神经元的放电活动在觉醒期间最为活跃，非快速眼动睡眠期间减弱，快速眼动睡眠期间则几乎停止。去甲肾上腺素对神经元的影响取决于肾上腺素能受体的类型，如通过α_1受体关闭钾离子通道，使基底前脑胆碱能神经元去极化，从而促进觉醒；而通过α_2受体则打开钾离子通道，使视前区的促睡眠神经元超极化，从而抑制睡眠。在临床上，α_1受体拮抗剂（如可乐定等）可降低觉醒，并具有催眠和麻醉作用。

背缝核是脑内另一重要单胺类递质5-羟色胺能神经元的主要分布区。与去甲肾上腺素能神经元类似，背缝核的5-羟色胺能神经元在觉醒期间放电最为活跃，非快速眼动睡眠期间减弱，快速眼动睡眠期间停止。5-羟色胺受体亚型众多，作用于不同受体时产生的作用各异，使得5-羟色胺在睡眠-觉醒调节中呈现复杂的作用机制。其中，参与促觉醒作用的受体主要为5-羟色胺1A和5-羟色胺3。选择性5-羟色胺3受体激动剂注入大鼠侧脑室后，可增加觉醒，减少快速眼动睡眠和非快速眼动睡眠。此外，5-羟色胺还可能通过抑制其他促觉醒系统的核团来削弱大脑皮质的兴奋性。例如，应用选择性5-羟色胺再摄取抑制剂氟西汀后，机体可能表现出日间嗜睡、夜晚活动增加、肌张力增高等复杂的生理活动。

中脑单胺类多巴胺能神经元主要定位于黑质致密部、被盖腹侧区以及红核后区，其神经纤维广泛投射至纹状体、基底前脑及皮质，对维持觉醒状态具有重要作用。在觉醒期和快速眼动睡眠期，可见多巴胺能神经元的放电活动增强，但这种变化并不随非快速眼动睡眠－快速眼动睡眠周期的时相转换而波动。当中脑黑质多巴胺能系统受损后，动物仍能保持觉醒状态，却不再对新异刺激表现出探究行为，这表明多巴胺（dopamine，DA）对正常睡眠的调节可能是通过与其他神经递质系统的相互作用来实现的。此外，外源性促进多巴胺能神经传递的药物如苯丙胺（安非他明），可通过刺激多巴胺释放来增加觉醒并减少睡眠，因此可用于治疗猝倒及多巴胺能功能低下相关的嗜睡症状。

同时，内侧臂旁核、脚桥被盖核及腹侧被盖区的谷氨酸能神经元在觉醒过程中也扮演着重要角色。若这些神经元受损，将可能导致持续性昏迷。延髓前包钦格复合体中表达 Cdh9/Dbx1 的特殊神经元对调节呼吸与觉醒状态亦有一定作用，而外侧臂旁核的谷氨酸能神经元则在高碳酸血症或低氧刺激引发的觉醒反应中起到关键作用。

另一种新型肽能物质——神经肽 S，由蓝斑腹内侧区分泌，具有显著的促觉醒作用，起效迅速但维持时间较短。

②间脑。间脑的促觉醒系统包括下丘脑结节乳头体核（tuberomammillary nucleus，TMN）的组胺能神经元、外侧下丘脑的促食欲素能神经元、含丘脑室旁核在内的丘脑中线核群的谷氨酸能神经元以及外侧下丘脑的 γ－氨基丁酸能神经元。

下丘脑 TMN 是脑内组胺能神经元的唯一分布区，其纤维广泛投射至多个脑区。TMN 神经元的放电活动随睡眠－觉醒周期而变化，觉醒时放电频率最高，非快速眼动睡眠期减缓，快速眼动睡眠期则几乎停止。脑内组胺的释放也呈现明显的睡眠－觉醒时相依赖性，清醒期的释放量是睡眠期的 4 倍。组胺受体分为 H_1、H_2、H_3 和 H_4 等 4 种亚型，其中第一代 H_1 受体阻断药具有明显的嗜睡副作用。阻断 H_1 受体或抑制组胺合成酶可降低脑内组胺水平，从而诱发睡眠，并减少中途觉醒次数。促食欲素是一种于 1998 年发现的具有促进能量代谢和维持觉醒作用的神经肽，其神经元位于下丘脑外侧及穹隆周围，数量有限，但纤维和受体分布广泛。促食欲素通过 2 个 G 蛋白偶联受体（即 OX1R 和 OX2R）发挥作用，密集投射至蓝斑、背缝核、TMN、背外侧被盖核及皮质等区域，促进觉醒相关递质的释放，兴奋大脑皮质，减少睡眠，在睡眠－觉醒周期的调控中发挥着核心作用。促食欲素能神经元的变性是导致发作性睡病的重要原因，敲除促食欲素会导致动物表现出发作性睡病，包括猝倒、睡眠－觉醒模式中断。

丘脑是脑干促觉醒系统背侧通路的关键组成部分，对于维持觉醒状态至关重要。其中，丘脑非特异性核团中的丘脑室旁核、丘脑中央内侧核、丘脑腹内侧核以及背内侧丘脑广泛投射至皮质区域，直接调节睡眠－觉醒期间皮质神经元的活动，介导从睡眠向觉醒的转换。丘脑室旁核中的谷氨酸能神经元在觉醒期间保持高度兴奋，其兴奋性在睡眠向觉醒转换的过程中急剧增加，通过单突触反射引起皮质下伏隔核的兴奋，从而诱发睡眠向觉醒的转换。丘脑中央内侧核中谷氨酸能神经元的紧张性激活，能够诱发非快速眼动睡眠向觉醒的转换。背内侧丘脑中表达钙结合蛋白的谷氨酸能神经元在觉醒期间活动水平较高，介导从深度睡眠向觉醒的转换。

临床上，丘脑与觉醒维持密切相关。脑卒中导致的丘脑受损会使患者出现严重嗜睡，甚至昏迷。此外，下丘脑外侧的 γ－氨基丁酸能神经元能够抑制丘脑网状核，迅速促进非快速眼动睡眠向觉醒转换。这些 γ－氨基丁酸能神经元直接激活外侧下丘脑区一类含有囊泡谷氨酸转运体蛋白 2 的谷氨酸能神经元，从而启动觉醒并抑制睡眠。

③皮质下核团。皮质下核团的促觉醒系统主要位于基底前脑（包括胆碱能神经元、谷氨酸能神经元、γ－氨基丁酸能神经元等）和基底神经节。基底前脑的胆碱能神经元对维持大脑皮质的兴奋状态具有重要作用，它们接受来自脑干及下丘脑觉醒系统的纤维投射，进而广泛投射至大脑皮质。在觉醒期间，这些胆碱能神经元的放电频率与脑电 γ 波及 θ 波的强度呈正相关，与 δ 波的强度呈负相关。除了胆碱能神经元，基底前脑的谷氨酸能神经元也能直接兴奋皮质，发挥促觉醒作用。其中，一类表达小清蛋白的 γ－氨基丁酸能神经元兴奋后，能降低皮质抑制性神经元的抑制作用，促进皮质兴奋。

基底神经节中的一些 γ－氨基丁酸能神经元在觉醒过程中处于活跃状态，而在非快速眼动睡眠过程中的活动水平降低，这有助于介导从非快速眼动睡眠到觉醒的转变。这一转变与中脑腹侧被盖区和下丘脑外侧的食欲刺激素系统的抑制性输入减少有关。

综上所述，脑干中的胆碱能和单胺能神经元、间脑中的组胺能和食欲素刺激神经元、谷氨酸能神经元以及皮层下的胆碱能和谷氨酸能神经元等多个大脑区域和神经递质系统均参与调节觉醒。目前认为，这些促觉醒系统之间存在广泛的纤维连接，并通过基底前脑（腹侧通路）和丘脑（背侧通路），最终到达大脑皮层，在启动和维持觉醒方面发挥重要作用。事实上，觉醒的发生不仅与促觉醒系统本身密切相关，还与这些系统所控制的功能网络紧密相关。觉醒本质上是大脑 6 个功能网络（如自我意识、思维、判断、记忆、感觉和运动等）的工作状态。当被唤醒时，这些功能网络在觉醒促进系统的控制下协同工作，使个体能够识别自我和非自我环境，进行基于个体独特价值判断的思维活动，并通过记忆指导运动行为，从而使思维活动以完整和合乎逻辑的方式呈现。这种工作状态与觉醒发生系统的控制密不可分，觉醒发生系统提供兴奋性输入，并使各种功能网络保持一定的能量水平及振荡状态，以进行信息处理。因此，觉醒发生系统和特定的大脑功能网络必须是完整的、正常的且互补的，才能使觉醒具有实际意义。

2. 睡眠与觉醒发生系统的调节

（1）昼夜节律调节。昼夜节律调节睡眠与觉醒这两种大脑的核心状态，它们的交替构成了生物体的昼夜节律。大脑通过昼夜节律和睡眠稳态机制的双重作用，在觉醒时维持高效的认知、情感和运动等功能，并在睡眠期间进行恢复与重组。昼夜节律是生物体对 24 小时周期性变化的一种适应机制，由下丘脑的视交叉上核（suprachiasmatic nucleus，SCN）所控制。SCN 作为大脑的“生物钟中心”，负责协调和调节机体的昼夜周期，使我们的睡眠 – 觉醒时间、体温变化、激素分泌等多种生理过程与昼夜规律相契合。以下是昼夜节律的核心机制及其作用过程。

① SCN 的调控机制。SCN 位于下丘脑中央，通过基因反馈回路产生 24 小时的节律性活动。SCN 中的神经元表达一系列特定的昼夜节律基因，包括 *CLOCK*、*BMAL1*、*PER* 和 *CRY* 等，这些基因通过自我调节的反馈回路来维持昼夜节律。

a. 基因反馈回路。昼夜节律基因的表达形成了正负反馈环。CLOCK 和 BMAL1 蛋白复合物激活 *PER* 和 *CRY* 基因的表达；随着 PER 和 CRY 蛋白在细胞中的积累，它们会抑制 *CLOCK* 和 *BMAL*1 的活性，从而降低 *PER* 和 *CRY* 基因的表达；当 PER 和 CRY 蛋白浓度下降时，*CLOCK* 和 *BMAL*1 的活性恢复，基因表达周期进入新的循环。

b. 光信号的调节作用。视网膜上的光感受器（特别是蓝光感受细胞）接收光信号后，通过视网膜下丘脑通路传递至 SCN，SCN 接收光信号后，会调节 *PER* 和 *CRY* 基因的表达，使其与外界昼夜变化保持同步。早晨光线增强时，SCN 通过增加 *PER* 基因的表达来重新调整生物钟相位。

②褪黑素与昼夜节律。褪黑素是松果体分泌的激素，被视为昼夜节律的“夜间信号分子”，在夜晚分泌量显著增加，有助于诱导睡眠。SCN 通过以下机制控制褪黑素的分泌：

a. 光抑制褪黑素。日间，SCN 通过神经途径抑制褪黑素的合成和分泌，确保褪黑素水平降低；夜晚，褪黑素分泌增加，通过血液循环作用于各组织，帮助身体进入夜间状态，促使大脑进入睡眠准备阶段。

b. 昼夜节律的重置。当生物钟受到干扰（如跨时区旅行或轮班工作）时，褪黑素分泌的时间点会相应调整，导致昼夜节律紊乱。例如，清晨光照会降低夜间褪黑素的释放，促进觉醒相位提前，帮助人们早上醒来；而夜间光照则会推迟褪黑素分泌，使人倾向于晚睡。研究发现，人体长时间暴露于不规律的光照条件下，会导致昼夜节律紊乱，进而引发睡眠障碍和代谢异常等问题。而通过定时光照疗法，我们可以有效地重新同步昼夜节律，改善个体的睡眠质量和代谢功能。在夜班工作者及频繁差旅的人群中，时差反应是一种普遍现象，其典型症状包括睡眠障碍、日间疲劳、注意力不集中、消化问题以及情绪波动等，这些都是昼夜节律被打乱的结果。此时，采取科学合理的光照管理措施及定时光照疗法，能有效协助他们重新同步生物钟，改善睡眠质量，提高工作效率，从而提高生活质量。

③昼夜节律的多方面影响。昼夜节律不仅调控着睡眠 - 觉醒状态，还牵涉多个生理系统的协同作用，构建了一个多层次的昼夜调节网络。

a. 对体温调节的影响。昼夜节律会影响体温曲线，使人体核心温度在清晨逐渐上升，夜晚则逐渐下降。这一机制有助于机体在夜间节约能量，并通过降低体温为入睡做好准备。

b. 对代谢与激素分泌的影响。皮质醇等应激激素通常在清晨时分达到分泌高峰，从而增强觉醒后的警觉性，而生长激素则在夜间分泌增多，以支持身体的修复与恢复功能。

（2）睡眠稳态调节。哺乳动物睡眠的另一显著特性在于其睡眠稳态调节。此调节机制指的是随着觉醒时间的不断延长，体内“睡眠压力”会逐渐累积，进而驱动个体产生入睡的倾向。人体的睡眠需求随着觉醒时长的增加而递增，并在随后的睡眠过程中得到释放。以下是对睡眠稳态调节的核心内容及生理机制的详细阐述。

腺苷的作用及其调控机制。腺苷在睡眠稳态调节中扮演着关键角色。作为一种小分子神经递质，腺苷水平会随着清醒时间的延长而逐渐上升，尤其在大脑基底前脑区域的累积最为明显。腺苷的具体作用机制有以下 4 点。

①腺苷的累积。清醒时间越长，神经元和胶质细胞的代谢活动愈发旺盛，从而加速了腺苷的生成和积累。腺苷通过激活 VLPO 中的睡眠相关神经元，抑制觉醒系统，进而在长时间清醒后促进睡眠的发生。

②腺苷受体的作用。腺苷主要通过与 A_1 和 A_2A 两种受体结合来发挥睡眠调节作用。A_1 受体广泛分布于脑干、下丘脑等多个区域，通过抑制去甲肾上腺素能神经元、胆碱能神经元和多巴胺能神经元等觉醒系统神经元的活动，以促进睡眠；而 A_2A 受体位于基底前脑，能够激活促进睡眠的神经元。

③睡眠期间腺苷的降解。在睡眠过程中，腺苷浓度会逐渐降低。随着睡眠的持续，睡眠压力逐渐释放，腺苷浓度逐渐升高，最终迎来新的清醒周期。因此，腺苷浓度与睡眠压力之间的循环变化，构成了清醒与睡眠之间的稳态平衡。

④腺苷与咖啡因的相互作用。咖啡因的清醒作用是通过拮抗腺苷 A_2A 受体来实现的。咖啡因与 A_2A 受体结合后，会阻断腺苷的作用，使腺苷难以达到抑制觉醒系统的效果。这一拮抗机制能在短期内减轻腺苷引发的睡意，延长清醒时间并提高注意力。然而，长期摄入咖啡因会导致体内 A_2A 受体敏感性降低，身体对咖啡因的依赖性增强，从而需要更高的剂量才能达到相同的清醒效果。

综上所述，睡眠稳态机制为失眠治疗提供了重要的理论依据。通过调节腺苷的水平，可以有效减轻失眠患者的睡眠压力，改善睡眠质量。此外，在长期睡眠缺失后，人体需要更长的时间来恢复正常的睡眠模式。因此，制订针对性的睡眠恢复治疗方案，能够更有效地减轻睡眠剥夺带来的负面影响，促进个体的身心健康。

（3）双过程模型。瑞士学者 Alexander Borbély 提出的“双过程模型”，融合了过程“C”与过程“S”的概念，深入阐释了睡眠–觉醒周期的动态平衡机制。过程“C”，即昼夜节律调节机制，由 SCN 所控制的昼夜节律所驱动，确保生物钟与外界 24 小时周期保持同步。此机制在日间达到活动高峰，促使个体保持清醒；而在夜间则逐渐减弱，诱导个体进入睡眠状态。过程“S”，即睡眠稳态调节机制，反映了人体随着清醒时间延长，睡眠压力逐渐累积的现象。该机制随着清醒时间的增加而增强，至夜晚达到高峰，引发强烈的睡眠需求。而在睡眠过程中，过程S则逐渐减弱至低水平。

昼夜节律与睡眠稳态的协同作用，共同调控着个体的入睡时间与睡眠深度。譬如，个体晚睡时，过程“C”与过程“S”的交互作用会加剧睡眠压力，导致更深层次的睡眠；而周末补觉后，过程“C”易被打乱，同时过程“S”因睡眠压力的减轻而受干扰，可能引发第二晚入睡困难、睡眠变浅或早醒等问题。双过程模型清晰地显示了昼夜节律与睡眠稳态协同作用，共同决定个体的入睡时间、觉醒时间及睡眠质量的过程。

（4）VLPO与觉醒系统的相互作用。VLPO位于下丘脑，是调控睡眠的关键脑区，尤其在启动和维持睡眠方面扮演着重要角色。VLPO中的神经元释放抑制性神经递质（如GABA等），作用于大脑多个觉醒区域，包括脑干及下丘脑的促觉醒系统，从而诱发睡眠。

① VLPO促睡眠作用。VLPO通过抑制觉醒系统来发挥促睡眠作用。当腺苷水平升高、睡眠压力增大时，VLPO神经元活性增强，释放GABA和甘丙肽等抑制性神经递质。这些化学物质作用于去甲肾上腺素、血清素和组胺等多种觉醒系统，抑制大脑的觉醒状态，进而启动睡眠过程。

②觉醒系统的互抑机制。在清醒状态下，觉醒系统通过抑制VLPO活性来维持觉醒状态；而在睡眠启动时，VLPO则反过来抑制觉醒系统的神经元活性，促使个体进入睡眠。这种相互抑制的机制，即“互抑环路”，确保了大脑在清醒与睡眠状态之间的快速切换，从而有效维持睡眠–觉醒的稳定性。

③多种觉醒系统的协调作用。觉醒系统涉及多个脑区，包括蓝斑核（去甲肾上腺素系统）、中缝核（血清素系统）和结节乳头体核（组胺系统）等，它们在觉醒时各自独立且协同地促进警觉状态。VLPO通过广泛抑制这些促觉醒系统，削弱其协同作用，从而维持睡眠状态。

④ VLPO的损伤与睡眠障碍。研究表明，VLPO受损会导致严重的睡眠障碍。实验中，VLPO损伤的动物表现出严重的睡眠不足和睡眠结构破坏，这凸显了VLPO在睡眠启动和维持中的关键作用。此外，VLPO功能减弱或异常也与人类的睡眠障碍（如失眠等）疾病密切相关。VLPO活性不足会导致觉醒系统抑制失

效，使大脑难以进入或维持睡眠状态。

3. 睡眠与觉醒的调节分子与基因

睡眠与觉醒的调节是一个复杂的过程，涉及多种内源性分子和基因的协同作用。这些分子和基因通过调节神经递质和激素的活动，直接或间接地影响大脑的不同区域，确保大脑能够在觉醒和睡眠状态之间有效转换。基因则通过调节昼夜节律基因的表达和反馈机制，维护昼夜周期的稳定性和持续性。此外，皮质醇、生长激素、胰岛素等在睡眠－觉醒调节中也扮演着重要角色，它们的分泌水平随着睡眠－觉醒周期的变化而波动，进而影响机体的生理机能和行为模式。

（1）睡眠调节分子。

①前列腺素 D_2（prostaglandin D_2，PGD_2）。PGD_2 是大脑内一种高效的内源性睡眠诱导物质，在睡眠启动过程中发挥着至关重要的作用。

a. PGD_2 的生成与分布。PGD_2 在基底前脑和蛛网膜下腔合成，并通过脑脊液循环至大脑各区域，尤其在基底前脑的睡眠相关受体区域浓度较高。

b. PGD_2 诱导睡眠的机制。PGD_2 作用于基底前脑的 PGD_2 受体，促进腺苷的局部积累，进而通过腺苷与 A_2A 受体的结合，激活 VLPO 的促睡眠神经元，启动睡眠过程。研究发现，药理手段抑制 PGD_2 合成会明显减少睡眠时间，这表明 PGD_2 对睡眠的促进作用至关重要。

②多巴胺。多巴胺是一种在觉醒和动机调控中起核心作用的神经递质，在中脑的奖励系统中高度活跃，其作用机制较为复杂。它并非直接改变睡眠压力来调节睡眠需求，而是通过提升觉醒状态、情绪和动机来间接影响睡眠－觉醒平衡。

a. 觉醒激活与工具性觉醒。多巴胺的活性与情绪状态、注意力以及奖励行为密切相关。当多巴胺水平上升时，大脑的觉醒度提高，注意力增强，人体更易保持清醒状态。

b. 情绪和动机的影响。在清醒状态下，较高的多巴胺水平使个体更易保持警觉，积极应对外界环境，特别是在应对重要任务或紧急情况时，多巴胺会促进觉醒，从而在情绪和动机的驱动下抑制睡眠。例如，当多巴胺系统受损或功能下降时，人体会更容易入睡，且睡眠潜伏期缩短。

③褪黑素。褪黑素是由松果体分泌的激素，通常被称为“夜间激素”，在昼夜节律调控中发挥重要作用。其分泌量受光线变化影响，在夜间分泌量达到高峰，使人体生物钟与环境中的光暗周期同步。

a. 光线与褪黑素分泌。在夜间光照减少时，SCN 信号减弱，松果体开始分泌褪黑素，这一激素的上升向大脑和身体各系统传递夜间信息，使其准备进入休息状态。

b. 昼夜节律的稳定。褪黑素还有助于强化昼夜节律的稳定性。通过调节褪黑素水平，可以缓解时差反应或夜班导致的生物钟紊乱。研究表明，补充褪黑素能帮助人们更快地适应新的昼夜周期，使个体生物钟重新调整以适应外部环境的变化。

④腺苷。腺苷作为睡眠稳态调节的关键分子之一，其作用机制在前文已有所提及，在此进一步介绍其对大脑觉醒系统的直接抑制作用。

a. 腺苷在清醒期间的累积。在清醒期间，随着三磷酸腺苷（adenosine triphosphate，ATP）代谢能力的增强，产生的腺苷在基底前脑累积，激活 A_2A 受体抑制促觉醒系统，从而让人产生睡意，成为促进睡眠的驱动力。

b. 腺苷在睡眠期间的清除。在睡眠期间，腺苷逐渐被代谢和清除，使睡眠压力逐步释放，使个体在睡眠结束后恢复清醒。

（2）睡眠与觉醒的调节基因。

①生物钟基因。生物钟基因在睡眠－觉醒调节中扮演着核心角色。它们构成了一个自发性的转录反馈环路，确保我们的生物钟能够稳定且精确地运作。这些基因主要有 *PER*1、*PER*2、*PER*3、*CLOCK*、*BMAL*1、*CRY*1、*CRY*2 和 *CKI* ε 等，它们在机体内形成一个转录反馈机制，为机体的节律性活动奠定基础。

②正调控元件。正调控元件在生物节律调控中起着激活作用，它们能够与生物节律基因的启动子区域结合，促进这些基因的转录。正调控环路包括转录因子 bHLH-PAS 蛋白和 *CLOCK-BMAL*1 异二聚体，这些调控元件识别并结合靶基因启动子区域的 E-box 元件，从而驱动 *PER*、*CRY*、*BMAL*1 等基因的表达。在昼夜节律的调控中，正调控元件确保了生物节律基因在正确的时间点被激活，产生相应的生物节律蛋白。

③负调控元件。负调控元件在生物节律调控中起着抑制作用。它们主要由 *PER*1、*PER*2、*PER*3、*CRY*1 和 *CRY*2 等基因的蛋白表达产物构成，确保生物节律不会无限制地持续，而在一定周期内达到平衡。例如，REV-ERB α 蛋白是重要的负调控元件，能够进入细胞核内，与 *CLOCK* 和 *BMAL*1 形成的异二聚体结合，抑制启动子的活化，减少生物节律蛋白的产生。这种抑制作用使生物节律在

特定时间点后逐渐减弱，为下一个周期的开始做准备。

④其他时钟元件。除核心时钟基因外，还有其他基因（如 *NPAS*2 等）也参与昼夜节律的调控。*NPAS*2 能替换 *CLOCK* 与 *BMAL*1 组成异二聚体，在前脑振荡器中发挥作用。同时，REV-ERBβ、RORγ 等蛋白水平在 SCN 和其他组织中呈现节律性变化，可能也参与昼夜节律的分子机制。

⑤生物钟基因突变与睡眠障碍。生物钟基因的突变会导致个体昼夜节律失调，进而引发一系列睡眠障碍。

a. *CLOCK* 基因是生物钟调控的关键分子之一，编码 CLOCK 蛋白与 BMAL1 蛋白形成异二聚体，共同驱动下游节律基因的表达。*CLOCK* 基因突变会导致小鼠非快速眼动睡眠显著减少，对深度睡眠调节至关重要，其变异也可能影响人类的睡眠质量和模式。

b. *PER* 基因家族与生物钟调节密切相关。它们编码的 PERIOD 蛋白是负反馈调节环路的关键部分，抑制 *CLOCK-BMAL*1 异二聚体的活性，维持昼夜节律的稳定性。*PER*2 基因突变与家族性早睡综合征相关，而 *PER*3 基因的可变串联重复序列则直接影响个体的日间偏好和睡眠类型。*PER* 基因家族的变异还可能改变人体对光照和黑暗环境的敏感性，进而影响睡眠 - 觉醒周期。

c. *TIMELESS* 基因也参与生物钟调节。它编码的 TIMELESS 蛋白与 TIPIN 蛋白形成复合物，参与 DNA 复制叉的稳定和修复。*TIMELESS* 基因突变可能影响 SCN 神经元的活动节律，干扰昼夜节律的稳定性。

d. 其他与生物钟调节相关的基因同样可能导致睡眠障碍。这些基因通过影响神经递质系统、离子通道和免疫因子等机制，对睡眠 - 觉醒的发生和维持产生影响。例如，组胺脱羧酶基因突变会导致小鼠睡眠片段化增加，快速眼动睡眠增多；多巴胺转运蛋白基因突变则可能导致果蝇的觉醒时间延长，睡眠减少。这些研究结果进一步证实了生物钟基因突变与睡眠障碍之间存在紧密的联系。

4. 外部因素对睡眠与觉醒调节的影响

（1）光照的作用。光照在昼夜节律调控中扮演着重要外部信号的角色，其非成像效应经由内在光敏感视网膜神经节细胞介导，接收由视网膜神经节细胞中特异性表达的光感受器——黑视蛋白传递的信号，并整合来自视杆和视锥细胞的信号，通过视网膜传递给大脑的下丘脑 SCN，进而影响褪黑素的分泌和个体的觉醒状态。SCN 能依据光信号调整生物钟相位，使个体的昼夜节律与外部环境保持同步。

通过积极管理光线环境，我们能够优化睡眠－觉醒模式，如日间的强光照射，尤其是短波长的蓝光，能显著激活 SCN，提升个体的清醒度和注意力。研究表明，日间充分暴露于自然光下可减少睡意，增强警觉性，这对于高集中度工作场景，如办公室或夜班作业尤为重要。而夜间减少光线暴露，尤其是避免蓝光污染（如关闭电子设备等），可促进褪黑素分泌，为优质睡眠创造条件。这种光线管理不仅有助于调整昼夜节律，还能有效缓解因昼夜节律与 24 小时周期不完全匹配导致的内源性时相延迟。具体而言，在凌晨 2 ～ 4 点，即人体核心体温最低点前接受光照会推迟昼夜节律，使人晚睡晚起；而在此之后接受光照则会提前昼夜节律，使人早睡早起。这一特性被应用于光照疗法，以调整生物钟，如治疗时差反应或调整夜班工作人员的睡眠模式。

此外，个体的光线暴露史和昼夜节律也是影响光线调节效果的关键因素。只有了解自身生物钟特性，才能更有效地利用光照调节睡眠。

（2）皮肤温度的变化对睡眠与觉醒调节的影响。研究显示，皮肤温度的上升有助于促进入睡，而轻微下降则能增强警觉性。皮肤温度的变化影响体温调节系统，并通过视前区－前下丘脑中的神经元影响大脑的睡眠中枢。

皮肤温度随昼夜节律波动，与睡眠－觉醒周期保持同步。当人体核心体温逐渐下降时，皮肤血流量增加，温度升高，为热量有效散发和睡眠准备提供了条件。因此，睡前的温热浴或泡脚可提升皮肤温度，增强睡意。

在睡眠的不同阶段，体温调节模式存在明显差异：在非快速眼动睡眠阶段，皮肤血流增加，全身血管阻力降低，皮肤温度升高；而在快速眼动睡眠阶段，自主体温调节功能受到抑制，体温降低，其间偶尔的肌肉抽搐会使交感神经兴奋，影响皮肤血管的收缩或舒张。了解这些差异，我们可采取更精准的温度调节策略，如使用温控床垫或调整室内温度，以促进睡眠。

（3）认知活动在调控睡眠的启动和维持中同样具有重要作用。通过主动管理睡前认知活动，可优化睡眠结构，提高睡眠质量。正常的睡眠启动伴随着感官意象的丰富和高级认知活动的减弱。然而，失眠患者在睡前专注于计划、解决问题，或因焦虑、担忧产生不愉快的情绪，可能导致入睡困难，延长睡眠潜伏期。为改善这一状况，可采取引导想象、催眠、分散注意力等一系列睡前策略，减少负面思维，使身心放松，这样可缩短入睡潜伏期并提高睡眠质量。

此外，高强度认知活动也被证明对优化睡眠结构与提高睡眠质量具有积极影响。通过安排日间的高强度认知活动，如阅读、学习或进行适当强度的脑力游戏等，不仅可延长总睡眠时间，增加非快速眼动睡眠比例及提高睡眠效率，还能减少睡眠片段化。

六、睡眠的生理功能

机体为什么需要睡眠？对于这一问题，学术界至今尚未给出最终定论。目前，主流观点普遍认为，睡眠能够促进机体的生长发育、稳态恢复及提高信息处理能力，从而确保各器官正常生理功能的运转。

1. 睡眠能促进生长发育

（1）新生儿期及幼儿期睡眠的重要性。新生儿期及幼儿期的睡眠与生长发育存在密不可分的关系。无论是人类还是其他哺乳动物，新生儿期及幼儿期的睡眠时间均显著超过成年期。研究表明，若个体在出生后前 3 年内睡眠时间不足，到了 6 岁左右，更易患上注意力缺陷多动障碍，并表现出认知水平低下的倾向。这进一步证明了睡眠在促进大脑神经系统成熟及整体身体发育中的关键作用。在这一大脑和身体快速发展的关键阶段，充足的睡眠对于神经系统的成熟具有至关重要的作用，它能激发神经元的生长与连接，为日后的学习与记忆能力打下坚实的基础。

（2）睡眠与生长激素的分泌。生长激素作为驱动生长发育的核心激素，在睡眠期间，特别是非快速眼动睡眠阶段，其分泌量会达到高峰。因此，培养良好的睡眠习惯对于儿童和青少年的健康成长至关重要。此外，在睡眠期间，细胞内的物质运输、胞吞及胞吐等生理活动会得到增强，蛋白质合成增加，胆固醇合成相关酶及脂质运输蛋白等基因的表达也会上调。这些生理变化共同支持了青春期快速成长所需的物质合成与能量储备。

（3）快速眼动睡眠的作用。快速眼动睡眠作为较晚出现的睡眠阶段，对生长发育同样具有重要影响。出生时神经系统已相对成熟的物种（如绵羊等），其快速眼动睡眠比例较低，接近成年水平；而神经系统发育较晚的物种（如老鼠和猫等），则需要更长的产后发育期，其快速眼动睡眠比例较高，并在成熟后依然保持。婴幼儿期快速眼动睡眠的异常或缺失可能导致神经发育迟缓，而在老年人中，快速眼动睡眠相关疾病往往与神经退行性疾病相伴。

2. 睡眠能促进稳态恢复

（1）睡眠在促进能量保存、维系机体稳态及能量蓄积中发挥着至关重要的作用。在非快速眼动睡眠阶段，基础代谢率降至最低点，能量损耗明显减少，为身体提供了宝贵的储能机会，为日间后续的生理活动积蓄力量。同时，副交感神经活动在睡眠期间显著增强，促进了合成代谢的活跃，使能量得以有效储存。作为细胞能量的基石，ATP 在睡眠过程中实现了大量合成。脑电图监测显示，非快速眼动睡眠中活跃的 δ 波与 ATP 的显著增长密切相关，这表明大脑在睡眠期间高效地合成了 ATP，为细胞的合成代谢活动提供了充足的能量。

（2）睡眠利于代谢产物的清除。大脑在日间持续累积代谢产物与废弃物，若未能及时清除，将对大脑功能构成潜在威胁。而睡眠则提供了一种高效的清除机制，通过类似淋巴系统的运作，有效清除这些有害物质。在睡眠期间，脑脊液沿动脉周围间隙渗透至脑组织，与间质液充分交换，并将代谢废物携带至静脉周围间隙，最终从大脑排出。相较于觉醒状态，睡眠时细胞间隙体积的扩大显著提升了脑脊液的流动速率与清除效率。研究表明，睡眠不足会导致外周组织中活性氧的累积增加，诱发氧化应激与细胞损伤；而睡眠则能够恢复 DNA 损伤与修复之间的动态平衡，减缓肠道细胞的更新速率，并减轻氧化应激对脂质与蛋白质的损害，进一步突显了睡眠在维护身体健康与清除代谢废物中的重要性。

（3）睡眠与突触稳态的维持密切相关。突触稳态是大脑功能正常发挥的基石。在清醒状态下，感知、运动和认知活动会促使突触数量和活跃程度的增加，但这种增加以消耗更多能量为代价，且会降低突触信号的清晰度，使大脑在清醒状态下难以长时间维持高水平的突触活跃状态。然而，在非快速眼动睡眠期间，大脑皮层中出现的慢波能够主动调节突触，使其数量和活跃程度降低，从而使突触的整体活跃状态恢复到基线水平。这种变化对于维持突触平衡至关重要，确保了大脑在清醒时能够以高效且准确的方式处理信息。实验结果显示，突触的大小和数量在觉醒后的几个小时内有所增加，但在进入睡眠状态后则呈现减少趋势，这进一步证实了睡眠在维持突触平衡过程中的关键作用。同时，突触的结构和蛋白质表达也参与了这一平衡过程，在觉醒过程中，多个大脑区域的突触结合蛋白和分泌分子成分高度表达，而在睡眠后则呈现减少趋势，这些变化与睡眠 – 觉醒状态的变化紧密相关。

（4）睡眠利于损伤修复。睡眠在恢复由觉醒引起的细胞和分子损伤方面起着关键作用。睡眠不足会加剧神经系统与外周器官的细胞受损程度，具体表现为DNA 氧化损伤的累积增多、非代偿性氧化应激反应的加剧，以及免疫系统的异常激活等。长期睡眠不足甚至可能引发严重的细胞损伤乃至细胞死亡，使大脑、肠道、肺部等重要器官的受损风险显著上升。然而，当睡眠得以恢复时，这些损伤便能得到有效修复，DNA 损伤与修复之间的动态平衡得以重新确立，肠道细胞的更新速率减缓，氧化应激对脂质与蛋白质的破坏性影响也降至最低。

此外，睡眠在促进大分子生物合成系统的修复过程中同样发挥着不可或缺的作用。随着睡眠时间的增加，基因表达活动与蛋白质合成过程得以加强，特别是那些编码胆固醇合成相关酶类和脂质转运蛋白的基因，其表达水平显著提升，为细胞的修复与再生提供了有力支持，确保了身体各项功能的正常运转，从而促进身体健康。

3. 睡眠能提高信息处理能力

（1）睡眠对记忆强化与巩固至关重要。睡眠不仅是生理功能恢复的关键所在，还在信息处理与记忆巩固过程中扮演着核心角色。实验数据显示，在努力学习之后立即进入睡眠状态，可以显著提升学习与记忆的成效。这是因为，在睡眠期间，海马神经元会经历重新激活的过程，进而巩固并强化清醒时段所获取的新记忆信息。非快速眼动睡眠与快速眼动睡眠对记忆巩固的影响各有千秋：非快速眼动睡眠主要作用于外显记忆，即海马体依赖型记忆；而快速眼动睡眠则对内隐记忆，即海马体非依赖型记忆产生显著影响。动物研究进一步显示，非快速眼动睡眠在空间记忆构建中占据主导地位，而两者对于程序记忆任务的完成均不可或缺。这些发现均突显了睡眠在记忆巩固中的重要作用及其复杂机制。

（2）睡眠能提升信息回放效能。睡眠通过海马神经元的重新激活，不仅巩固了清醒时的新记忆，还通过信息的回放与增强机制，使记忆痕迹更加稳固持久。同时，睡眠中的神经活动能够增强突触连接，提升神经元间的通信效率，从而进一步提高记忆能力。这一机制不仅适用于简单的记忆任务，对于复杂的认知任务也同样有效。在学习新技能或解决复杂问题时，睡眠能助力我们深化理解，提升解题能力与效率。

（3）睡眠能促进信息转移及整合优化。睡眠不仅巩固记忆，还促进了信息的转移与整合。根据标准的两阶段记忆模型，记忆信息首先被临时编码于快速学习区域（如海马体中），随后在睡眠期间通过神经活动的再激活，被巧妙地转移至长期存储区域（如新皮质区域）。在非快速眼动睡眠后，皮层下兴奋性输入减弱，海马锥体神经元自放电倾向增强，表现为 40 ～ 120 毫秒、0.02 ～ 3.00 Hz 的不规则尖波放电活动，这些活动与海马 CA3、CA1 区及下部、嗅觉皮层深层锥体神经元的同步放电相呼应，中间神经元亦呈现同步放电现象。当这些振荡相互耦合时，会诱发更快频率的波纹波（200 Hz，2 ～ 15 正弦波 / 串），足以引发新皮质反应。这些电生理学证据有力地证明，在睡眠期间，海马体中的信息通过电振荡被转移至新皮质，并改变突触结构模式，从而强化皮质特异性通路。这一过程使得新获取的信息能够在新皮质中长期存储，并在需要时迅速提取与应用。

第二节　睡眠对健康的影响

一、睡眠对精神心理的影响

睡眠是个体不可或缺的生理活动，它既是身体和大脑恢复精力的关键过程，又是精神心理活动发生显著变化的时期。在睡眠过程中，个体的精神心理状态会经历一系列复杂且微妙的转变。这些转变不仅对维护个人的心理健康至关重要，还在认知、情感和记忆等多个方面产生重要的影响。以下将详细探讨睡眠期间精神心理变化的 4 个主要方面。

1. 睡眠对认知功能的影响

睡眠对认知功能的影响颇为显著，睡眠过程中大脑会经历一系列至关重要的调整。首先，睡眠有助于强化并巩固记忆。研究表明，在睡眠期间，大脑会重新激活日间所学习的信息，从而加强这些记忆在神经网络中的联结。这一过程被称为记忆巩固，它有助于人们更有效地掌握新知识和新技能，进而提升学习效率。其次，睡眠还能促进创造性思维的萌发与问题解决能力的提升。在睡眠的某些阶段，大脑会进入一种更为自由、不受拘束的状态，这种状态有利于激发灵感与创意。因此，睡眠的重要性不仅在于为身体提供休息，还在于它对大脑的优化与重塑。拥有充足的睡眠，人们就能够更从容地应对日常生活中的种种挑战，更迅速地学习新知，并以更具创造性的方式解决问题。

2. 睡眠对情感调节的影响

睡眠在精神心理变化中起到重要的作用，尤为显著的是其对情感调节的影响。在睡眠过程中，大脑会处理和整合日间累积的情感体验，进而调整我们的情感状态。研究表明，充足的睡眠能够有效缓解焦虑、抑郁等负面情绪，从而增强个体的情绪稳定性。这表明，睡眠不仅仅是身体的休息期，更是情感调整与平衡的关键过程。此外，睡眠还能强化积极情绪的体验与记忆。当我们在梦中重温愉快的经历时，这些积极情绪会得到进一步的巩固与提升，进而增强我们的幸福感与生活质量。因此，优质的睡眠不仅能够缓解负面情绪，还能培育积极的情感体验，为个体的心理健康与幸福感提供坚实的支撑。养成规律的睡眠习惯，人们就能更有效地调节情绪，以更加积极的心态迎接生活中的挑战与未来的无限可能。

3. 睡眠对梦境的影响

睡眠与梦境的关系是睡眠期间精神心理活动中一个独特而显著的现象。特别是在快速眼动睡眠阶段，大脑会创造出丰富且复杂的梦境。这些梦境常常与个体的日常经历、情感体验及内心需求紧密相连。梦境可视作一种心理投射，使人们得以在梦中表达和应对内心的冲突、愿望及恐惧。梦境内容或许正是个体在清醒状态下未能察觉的情感体验和心理活动的映射，对理解个体的心理及情感状态具有不可忽视的价值。

此外，梦境还在维持大脑皮层兴奋度和活跃度方面具有重要作用，有助于防止神经网络退化与老化。通过梦境，大脑在睡眠中依旧保持一定程度的活跃，促进神经细胞的联结与交流，进而维护认知功能的健康发展。因此，梦境不仅是一项精神活动，更是大脑健康的守护者。

4. 睡眠对心理健康的影响

睡眠与心理健康之间存在着密切且显著的联系。一方面，良好的睡眠质量是维护心理健康的重要保障。充足的睡眠能有效缓解压力，减轻焦虑和抑郁等负面情绪，进而提升个体的心理韧性和应对能力。有了充足的睡眠，人们更能保持良好的情绪状态，积极面对日常生活中的各种挑战。另一方面，心理健康问题同样会对睡眠质量和模式产生不良影响。例如，焦虑、抑郁等心理疾病往往伴随着失眠、多梦等睡眠障碍，进一步加剧个体的心理困扰。这种负面循环凸显了改善睡眠在促进心理健康恢复中的关键作用。

因此，关注和维护良好的睡眠健康对于促进个体心理健康至关重要。积极采取措施改善睡眠质量，如建立规律的作息时间、创造舒适的睡眠环境、避免过度使用电子设备等，都是维护心理健康的重要措施。同时，对于存在睡眠问题的个体，及时寻求专业的心理健康咨询和治疗也极为重要。采取综合性的干预措施，可以有效改善睡眠质量，从而缓解心理健康问题，提高生活质量。

睡眠期间的精神心理变化涉及认知、情感、梦境及心理健康等多个层面。这些变化不仅表明睡眠在维护个体心理健康和促进认知发展中的重要作用，也为人们更好地理解和应对精神心理问题提供了有益启示。未来研究若能进一步深入探讨睡眠与精神心理活动的内在联系和机制，将为人类的心理健康和幸福生活提供更加全面深入的理解与支持。同时，改善睡眠质量、调整睡眠模式等干预措施也将为缓解精神心理问题提供新的视角和方法。

二、睡眠对运动功能的影响

睡眠对人体各个系统的恢复与功能调整起着至关重要的作用，运动系统同样受益匪浅。在睡眠过程中，运动系统会经历一系列的功能转变，这些转变对于保持肌肉健康、预防运动损伤及提升运动表现都有重要意义。以下将深入探讨睡眠期间运动功能变化的 4 个关键方面。

1. 睡眠对肌肉张力的影响

在睡眠期间，人体的肌肉张力会明显降低，这一现象在整个睡眠周期中均可观察到。这种肌肉张力的降低有助于减少能量消耗，并为肌肉提供充分的休息时间。特别是在深睡眠阶段，肌肉几乎完全松弛，肌张力降至最低。这种深度松弛状态对肌肉的恢复与生长至关重要。在深睡眠过程中，肌肉细胞着手修复受损组织，并合成新的蛋白质，进而促进肌肉的修复与生长。随着睡眠的加深，肌肉得以充分休息并获取营养补给，有助于消除疲劳、恢复功能，并提升运动表现。因此，优质的睡眠对于维持肌肉健康及促进运动能力具有关键作用。

2. 睡眠对肌肉血流量的影响

在睡眠期间，肌肉的血流量会发生显著变化。尽管肌肉活动减少，但是它仍需血液供应，以维持基本的生理功能。因此，血液供应并未完全停止。研究表明，在深睡眠阶段，肌肉的血流量会呈现周期性的波动。这种波动有助于促进肌肉组织中氧气和营养物质的交换，确保肌肉组织的正常运作。此外，这种血流量波动在睡眠中还能调节肌肉的温度和代谢水平。随着血流的变化，肌肉温度得以有效调控，保持在适宜的生理范围内。同时，营养物质也能更高效地输送到肌肉组织，促进肌肉的恢复与生长。在睡眠过程中，这种血流量的变化起着重要的生理调节作用，为肌肉提供必要的支持和保障。

3. 睡眠对肌肉代谢的影响

睡眠在运动与健康领域对肌肉代谢的调节起着关键作用。在睡眠期间，尽管肌肉的代谢速率会减缓，但是仍保持着一定的活性状态。这种活性的维持对肌肉细胞进行必要的修复与合成过程极为重要。睡眠过程中，身体有更多时间来修复日间受损的肌肉组织，从而促进肌肉的生长与恢复。此外，睡眠还能促进肌肉对营养物质的吸收与利用。例如，睡眠期间生长激素的分泌量会上升，这种激素在推动蛋白质合成与脂肪分解方面扮演着核心角色，为肌肉提供更多的能量和营养物质。这些过程助力肌肉细胞更有效地利用体内的营养储备，加速康复进程，并增强肌肉的耐力与力量。因此，确保充足的睡眠对于保持肌肉健康状态及提升运动表现至关重要。缺乏睡眠可能会导致肌肉疲劳加剧，恢复能力减弱，进而对运动员的表现与康复速度产生不利影响。因此，运动员与健身爱好者都应重视培养良好的睡眠习惯，以确保肌肉获得充分的修复与增长。维持规律的睡眠时间、创造优质的睡眠环境及保持健康的生活方式，均是维持肌肉健康与实现卓越运动表现的关键因素。

4. 睡眠对运动损伤的预防与康复的影响

睡眠在预防运动损伤及促进损伤康复的过程中，扮演着举足轻重的角色，其影响力广泛而深远。

首先，充足的睡眠能有效缓解肌肉的疲劳与紧张，进而降低运动损伤的风险。在睡眠期间，身体得以充分休息，肌肉彻底放松，这有助于减少运动过程中可能发生的肌肉扭伤、拉伤等意外。

其次，在睡眠期间，生长激素及其他修复因子的分泌量增加，这加速了受损组织的修复与再生进程。值得一提的是，这些生理活动在深度睡眠阶段尤为活跃，它们有力地促进了组织的恢复，缩短了运动损伤的康复周期，使受伤部位得以更快地恢复至正常状态。

再次，良好的睡眠还能显著提升免疫系统的功能。在睡眠中，免疫系统得以充分休息与恢复，从而增强了身体对疾病的抵御能力。这种免疫功能的提升，有助于预防运动损伤后可能出现的感染等并发症，为康复之路提供了坚实的保障。

最后，无论是运动员还是普通人，保持良好的睡眠质量对于维护肌肉健康、预防运动损伤都至关重要。充足的睡眠不仅能降低运动损伤的风险，还能促进受损组织的快速康复，提升免疫系统的功能，为身体的健康与稳定提供强有力的支持。故而，合理安排睡眠时间与保持良好的睡眠习惯，对于运动健康乃至身体的全面健康都非常关键。睡眠期间，运动功能的变化涉及肌肉张力的降低与恢复、肌肉血流量的调整、肌肉代谢的改善，以及睡眠对运动损伤的预防与康复作用等多个方面。这些变化不仅彰显了睡眠在维护肌肉健康、提升运动表现方面的重要作用，也为人们更深入地理解和应对运动系统问题提供了有益的启示。

三、睡眠对内分泌功能的影响

内分泌系统与睡眠之间存在着紧密的关联。睡眠不仅为身体提供了休息与恢复的机会，更是调节内分泌功能不可或缺的关键因素。在睡眠过程中，内分泌系统会经历一系列既复杂又精细的变化，这些变化在维持体内平衡、促进生长发育及调节代谢等方面均扮演着至关重要的角色。以下将详细探讨睡眠对内分泌功能影响的 4 个主要方面。

1. 睡眠对生长激素分泌与调节的影响

生长激素是一种由垂体前叶分泌的肽类激素，对机体的生长、发育及代谢起着至关重要的调节作用。在睡眠期间，特别是深睡眠阶段，生长激素的分泌量会显著上升。生长激素的增长促进了蛋白质的合成与脂肪的分解，为身体的生长与修复提供了必要的物质与能量。此外，生长激素还能促进骨骼的生长发育，确保骨骼的健康与强度。生长激素在深睡眠阶段的分泌增加，与睡眠的生理调节机制密切相关。这一分泌模式表明睡眠在促进生长发育方面的重要作用。因此，对于儿童和青少年而言，充足的睡眠对其生长发育至关重要。在这一关键生长阶段，确保充足的睡眠时间和提高睡眠质量，可以最大限度地促进生长激素的分泌，助力儿童和青少年健康成长。

不仅如此，生长激素对成年人的代谢调节同样具有重要意义。生长激素参与蛋白质、脂肪及碳水化合物的代谢过程，对维护身体组织的健康与功能发挥起到重要作用。因此，对于成年人而言，保持良好的睡眠习惯对于维护身体健康与代谢平衡同样至关重要。

2. 睡眠对胰岛素敏感性的影响

在人体内，胰岛素是调节血糖水平至关重要的激素之一。睡眠期间，胰岛素的敏感性会有所变化，直接影响身体的代谢。一方面，睡眠不足或睡眠质量低下可能导致胰岛素抵抗加剧，即身体对胰岛素的反应减弱，进而使得血糖水平难以得到有效调控。若这种情形长期持续，可能会增加患糖尿病等代谢性疾病的风险。胰岛素抵抗的加剧可能使血糖水平持续升高，同时对心血管、神经系统等造成损害，进而威胁健康。另一方面，充足的睡眠有助于提高胰岛素的敏感性，这意味着身体能更有效地利用血糖为细胞供能，从而维持正常的血糖水平。养成良好的睡眠习惯，能够改善胰岛素敏感性，有助于预防胰岛素抵抗及相关代谢性疾病的发生。因此，保持优质的睡眠质量对于维持正常血糖水平和预防代谢性疾病至关重要。

3. 睡眠对皮质醇等应激激素的影响

皮质醇是一种由肾上腺皮质分泌的重要应激激素，在应对压力和挑战的过程中扮演着关键角色。然而，当皮质醇水平异常升高时，可能会诱发焦虑、抑郁等负面情绪，并削弱免疫系统的功能。在这种情况下，保持适宜的皮质醇水平对身心健康至关重要。值得注意的是，睡眠期间，皮质醇水平通常会自然下降，这一现象有助于减轻压力和负面情绪，促进身体的放松与恢复。借助睡眠，人们能在身心放松的状态下迎接新的生活挑战。同时，运用放松技巧（如冥想、深呼吸等），也能降低应激反应，从而减少皮质醇的分泌，进而维护身心健康。

4. 睡眠对性激素分泌与调节的影响

性激素是由性腺（如睾丸和卵巢）分泌的一类激素，其在生殖、性欲，以及身体其他诸多功能中均扮演着关键角色。在睡眠过程中，性激素的分泌状况也会发生相应变化，这对于保持生殖系统的正常运作至关重要。

对于男性而言，睾酮是最重要的性激素之一，其分泌量与睡眠质量和时长紧密相关。充足的睡眠能够维持正常的睾酮水平，进而促进肌肉的生长修复及性功能的正常发挥。若睾酮水平下降，可能会导致性功能障碍、肌肉力量减退等问题。因此，良好的睡眠对男性的生殖健康具有不可忽视的作用。

在女性体内，雌激素和孕激素等性激素的分泌同样受到睡眠的影响。这些激素的平衡状态对女性的生殖系统健康及其功能至关重要。良好的睡眠有助于维持这些激素的平衡，确保女性生殖系统的正常运转。

除了影响生殖系统，性激素的分泌还与骨骼健康、心血管功能等其他身体功能密切相关。因此，通过保持良好的睡眠习惯，个体能够促进性激素的正常分泌与平衡，从而维护全身的健康状态。

睡眠期间，内分泌功能的变化涉及生长激素的分泌与调节、胰岛素敏感性的改变、皮质醇等应激激素的调节及性激素的分泌与调节等多个方面。这些变化不仅表明睡眠在调节内分泌功能、维持体内平衡的重要作用，也为人们深入理解和应对内分泌相关问题提供了有益的线索。因此，我们应充分重视睡眠质量对内分泌健康的影响，并采取积极有效的措施来改善睡眠质量，从而促进身体的全面健康。

四、睡眠对呼吸功能的影响

呼吸是人体生命活动不可或缺的基本过程，而睡眠作为人体至关重要的生理活动，对呼吸功能有着显著的影响。在睡眠过程中，呼吸系统会经历一系列既复杂又精细的变化，这些变化对于维持体内氧气与 CO_2 的平衡，确保身体各器官的正常运作至关重要。以下将深入探讨睡眠对呼吸功能影响的 3 个主要方面。

1. 睡眠对呼吸频率和深度的影响

在睡眠过程中，呼吸频率与深度会显著变化。通常，随着睡眠的深入，呼吸频率会逐渐减缓，而呼吸深度则会相应增加。这种变化有助于降低呼吸肌的能量消耗，使身体获得更彻底的休息。同时，深沉而缓慢的呼吸还能促进肺泡内气体的充分交换，提高血氧饱和度并加速 CO_2 的排出。因此，睡眠期间的呼吸变化对于保持正常的呼吸功能及促进整体健康具有关键作用。

2. 睡眠对呼吸系统疾病的影响

睡眠与呼吸系统疾病之间存在着紧密的关联。一方面，诸如哮喘、慢性阻塞性肺疾病（chronic obstructive pulmonary disease，COPD）等众多呼吸系统疾病会干扰睡眠质量，引发睡眠中的呼吸不畅与缺氧状况；另一方面，不良的睡眠质量也可能加剧呼吸系统疾病的症状，使病情恶化。例如，睡眠不足可能会促使哮喘患者的气道炎症进一步恶化，进而诱发哮喘。因此，对于患有呼吸系统疾病的患者而言，维持良好的睡眠质量对于病情的控制与症状的缓解具有至关重要的作用。

在某些情况下，睡眠中的呼吸变化可能会引发一系列不良现象，如睡眠呼吸暂停与打鼾。睡眠呼吸暂停指的是在睡眠期间呼吸会暂时中断数秒至数十秒的现象。这一现象可能源于上呼吸道狭窄、肌肉松弛等因素，在严重时，甚至会导致血氧饱和度降低和睡眠质量显著下降。打鼾则是由于睡眠中上呼吸道的部分区域受阻，致使气流通过时产生振动而发出的声响。长期且严重的打鼾，不仅会对睡眠质量产生负面影响，还可能引发日间疲劳、注意力不集中等诸多问题。因此，对于睡眠呼吸暂停和打鼾症状的患者，应及时就医，以获得专业的诊断与治疗。

3. 睡眠对呼吸调控机制的影响

睡眠中的呼吸变化受多种因素调控，包括中枢神经系统、化学感受器及呼吸肌等。中枢神经系统通过调节呼吸中枢的兴奋性，来控制呼吸的频率与深度。化学感受器则主要负责监测血氧含量及 $PaCO_2$ 的变化，并通过反馈机制来调节呼吸运动。此外，呼吸肌的收缩与舒张也直接作用于呼吸过程。在睡眠的不同阶段，这些调控机制会发生相应变化，以适应不同的生理需求。例如，在快速眼动睡眠阶段，呼吸频率与深度可能会上升，以满足大脑活动增强时的氧气需求。

综上所述，睡眠期间的呼吸功能变化包括呼吸频率与深度的调整、睡眠呼吸暂停及打鼾现象、睡眠对呼吸系统疾病的影响，以及睡眠中的呼吸调控机制等多个方面。这些变化不仅说明睡眠在维持正常呼吸功能、促进身体健康方面的重要作用，也为人们深入理解和应对呼吸相关问题提供了有益帮助。因此，我们应当重视睡眠质量对呼吸健康的影响，积极采取有效措施来改善睡眠质量，从而促进身体的全面健康。同时，对于有呼吸障碍或呼吸系统疾病的患者，应及时就医并接受专业治疗。

五、睡眠对心血管功能的影响

睡眠被视为维护人体健康不可或缺的一环，尤其是对心血管功能的维护而言。拥有充足且高质量的睡眠，能够显著降低患心血管疾病的风险，并产生积极效应。睡眠不仅给予身体和大脑以休息与恢复的机会，还调控着众多与心血管健康息息相关的关键生理环节。

当前，心血管疾病已成为全球主要的致死因素之一，包括高血压、冠心病、脑卒中及心脏衰竭等多种疾病。与此同时，高血压、高胆固醇、糖尿病、肥胖及吸烟等，均是影响心血管功能的重要风险因素。值得一提的是，睡眠问题亦被证明与心血管疾病存在着紧密的关联。

1. 睡眠对心血管功能的总体影响

（1）积极影响。睡眠特别是深度睡眠具有调节血压的功效，能够降低血液中的肾素与醛固酮含量，进而减少患高血压的风险。同时，睡眠还能促进血管内皮细胞的正常运作，有效调节血小板的聚集与凝血过程，从而预防血栓的形成及动脉粥样硬化的发生。

（2）不良影响。长期的睡眠剥夺、夜班工作，以及频繁的时区跨越可能会引发心脏功能异常，加剧血管炎症反应，进而增加心血管疾病的发病风险。这种不规律的睡眠模式会扰乱内分泌系统的正常调节机制，改变体温节律，并对免疫功能和心血管功能产生不良影响。

2. 睡眠对心血管疾病发病风险的影响

睡眠是人体生物钟的关键调节要素之一。以往研究显示，睡眠质量低下会引发心血管系统功能异常，进而增加患心血管疾病的风险。睡眠不足、失眠或睡眠时长调整不合理，均可能对心血管系统产生不良影响。长期睡眠不足或频繁熬夜工作已被证实与高血压、冠心病、心脏衰竭等心血管疾病的发生密切相关。心肌缺血作为心血管疾病的重要病理环节，其主要诱因是冠状动脉供血不足，而睡眠质量低下则可能加剧这一风险。

在睡眠期间，人体的代谢及心血管系统功能均会发生相应变化。失眠、多梦及睡眠呼吸暂停等睡眠障碍可能导致血压昼夜节律失衡和交感神经活性升高，这些变化可能损害血管舒张功能，影响冠状动脉的血液供给。研究表明，睡眠质量低下的人群中心肌缺血的发病率相对较高。此外，睡眠过程中的呼吸暂停综合征也与心肌缺血风险的增加有关，这是一种常见的睡眠障碍，表现为睡眠中氧气供应时断时续，导致血氧含量下降。这种低血氧状态会触发机体反应，如血小板聚集和血管内皮损伤，破坏冠脉血管的稳定性，最终可能引发心肌缺血。

此外，睡眠质量对心血管系统功能的影响不仅关联着某些疾病的发展进程，还关系到心血管疾病的预后情况。

六、睡眠对性功能的影响

性功能是维系人类生殖与繁衍的关键能力，在睡眠过程中，它同样会经历一系列复杂且微妙的变化。这些变化深刻影响着个体的性生活质量、生育潜能，以及整体健康状况。以下将从 3 个方面详细剖析睡眠对性功能的影响。

1. 睡眠对性激素的影响

睡眠是人体不可或缺的生理活动，对于保持内环境稳定和促进健康具有重要意义。性激素作为调控人体性欲与生殖功能的核心物质，其水平与睡眠质量之间存在着密切的关联。睡眠对性激素的影响主要体现在以下 3 个方面。

（1）充足的睡眠有助于确保性激素的正常分泌。在深度睡眠阶段，人体会释放出生长激素及其他关键激素，这些激素不仅能够促进细胞的修复与再生，还对性激素的合成与分泌起着积极的促进作用。因此，维持良好的睡眠习惯对于保持性激素水平的平衡，促进生殖系统的健康至关重要。

（2）睡眠质量低下会对性激素产生不利影响。长期失眠、睡眠不足或睡眠质量低下会使身体陷入慢性应激状态，进而影响下丘脑－垂体－性腺轴的调控功能，可能导致性激素分泌紊乱，引发性欲减退、生殖功能障碍等问题。

（3）不同的睡眠阶段对性激素的影响也各有差异。非快速眼动睡眠阶段与快速眼动睡眠阶段在性激素的分泌上表现出不同的特点。一般而言，非快速眼动睡眠阶段更多地侧重于身体的恢复与休息，而快速眼动睡眠阶段则与梦境、心理活动和性欲紧密相关。因此，保持优质的睡眠结构和质量对于维持性激素的正常分泌与平衡至关重要。

2. 睡眠对男性性功能的影响

勃起功能是男性在性刺激作用下，使阴茎达到坚硬状态并维持足够时间以完成满意性交的能力。此功能与睡眠质量紧密相连。睡眠不足、睡眠质量低下及睡眠周期紊乱，均可能成为勃起功能障碍的诱因。

（1）长期睡眠不足会降低血液循环中的一氧化氮含量，进而影响阴茎海绵体的血液充盈，可能导致勃起硬度不足或持续时间缩短。此外，睡眠质量低下还可能增加患心血管疾病和糖尿病等慢性疾病的风险，而这些疾病正是勃起功能障碍的常见诱因。因此，确保充足的睡眠对维护勃起功能至关重要。

（2）良好的睡眠质量有助于提高男性的性欲和性满足度。在深度睡眠阶段，人体会分泌生长激素及其他关键激素，这些激素不仅能促进细胞修复与再生，还能对性功能产生积极影响。因此，保持优质的睡眠习惯有助于改善身体健康状况，进而提高性功能。

（3）睡眠障碍（如失眠、打鼾等）也可能对勃起功能造成严重影响。长期失眠可能引发性欲减退、勃起功能障碍及早泄等问题；而打鼾则可能影响呼吸和氧气供应，从而对性功能产生负面影响。因此，若存在睡眠障碍问题，应及时就医治疗，以免对性功能及整体健康造成不良影响。

3. 睡眠对女性性功能的影响

女性的性功能同样会受到睡眠状况的显著影响。睡眠不足、睡眠质量低下及周期紊乱，均可能引发性欲减退、性唤起障碍及性交疼痛等问题。这些问题不仅会降低个人的性生活质量，还可能对生育能力构成潜在的威胁。相反，充足的睡眠能够增强女性的性欲与性满足感，并有效缓解焦虑、压力等心理因素对性功能的负面影响。因此，确保充足的睡眠对于维护女性性功能具有至关重要的作用。

此外，不同的睡眠阶段对女性性功能的影响也各有差异。具体而言，快速眼动睡眠阶段与非快速眼动睡眠阶段在性激素的分泌上表现出明显的不同。通常，快速眼动睡眠阶段与梦境、心理活跃度和性欲紧密相关，而非快速眼动睡眠阶段则更多地侧重于身体的恢复与休息。因此，保持良好的睡眠结构与睡眠质量，对于维持女性性激素的正常分泌与平衡同样尤为重要。

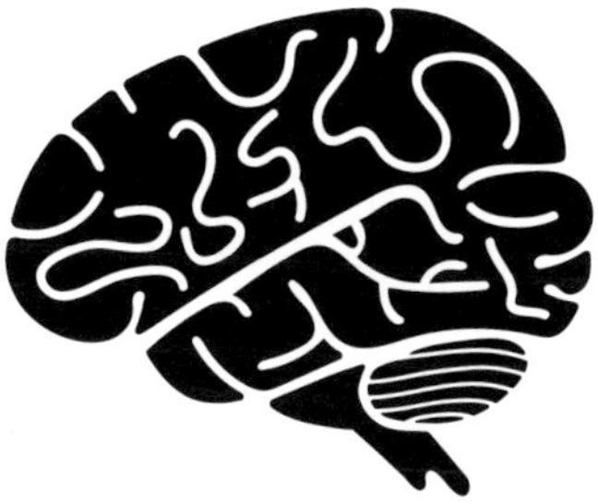

第三章

睡眠障碍对常见慢性疾病的影响

第一节　睡眠障碍对呼吸系统疾病的影响

睡眠障碍的种类繁多，其中以睡眠呼吸障碍的患者数量最多。睡眠障碍的主要特征是睡眠期间反复出现气流中断、间歇性缺氧，以及觉醒次数的增加，具体病症包括阻塞性睡眠呼吸暂停（obstructive sleep apnea，OSA）、中枢性睡眠呼吸暂停（central sleep apnea，CSA）、睡眠低通气，以及睡眠相关低氧血症等。如果呼吸系统疾病患者同时有原发病和睡眠呼吸障碍，那么这些疾病对呼吸系统的负面影响将显著加剧，加速肺功能的衰退。本节将重点探讨睡眠障碍对 COPD 和支气管哮喘这两大呼吸系统疾病的影响，并提出相应的健康策略。

一、睡眠障碍对 COPD 的影响

COPD 是一种普遍存在的慢性疾病，其主要特征是气流受限，通常表现为慢性支气管炎和（或）肺气肿。如果不加以控制，该病可能进一步恶化为肺心病和呼吸衰竭。COPD 与接触有害气体和颗粒引起的异常炎症反应紧密相关，它具有很高的致残率和死亡率。患者在夜间，特别是在快速眼动睡眠期间，常常会出现血氧饱和度下降。这种血氧水平的降低会对心血管系统、血液系统等多个全身系统产生影响，当出现严重的气体交换障碍和低氧血症时，甚至可能危及生命。

根据世界卫生组织的研究报告，COPD 已经成为全球第四大致死原因，并且在 2020 年已经上升为全球疾病经济负担的第五大因素。最近，我国对 7 个地区的 20245 名居民进行了调查研究，调查结果显示，40 岁及以上人群的 COPD 发病率达到了 8.2%。

当 COPD 与 OSA 同时存在时，这种情况被称为重叠综合征。重叠综合征的发病率因研究对象和诊断标准的不同而有所变化，通常这种共病的发病率为

10% ～ 25%。一些研究指出，在特定的高风险群体中，例如肥胖者、颈部或腹部围度较大者，以及有吸烟史的睡眠呼吸暂停患者，重叠综合征的共病发病率可能更高。

1. 睡眠障碍相关 COPD 的发病机制

COPD 患者即使在清醒状态下也可能患非呼吸暂停型低氧血症，其成因包括功能残气量的减少、对低氧和高 CO_2 的通气反应性减弱、有效呼吸和觉醒反应的降低，以及呼吸肌疲劳和非机械性呼吸驱动的减弱等。鉴于 COPD 患者的基础血氧饱和度本来就偏低，睡眠期间受到呼吸暂停和低通气的影响，气体交换受阻，频繁的缺氧会导致 SaO_2 进一步下降。重叠综合征患者的中枢神经系统对 CO_2 的反应性降低，其睡眠呼吸紊乱模式主要表现为低通气，这导致睡眠状态下 PaO_2 更低，而 $PaCO_2$ 升高，肺动脉压也随之上升，这些因素都与临床预后密切相关。对于伴有高碳酸血症的 COPD 患者，睡眠时口咽部肌肉的松弛可能会加剧上气道的狭窄，从而增加患 OSA 的风险。合并慢性高碳酸血症的患者在睡眠时，$PaCO_2$ 可升高 10 mmHg，且在快速眼动睡眠期，PaO_2 可降至最低，为 26 mmHg。

2. 睡眠障碍相关 COPD 的临床表现

COPD 患者除常见的慢性咳嗽、咳痰和气短等症状外，随着病情进入中晚期，患者往往难以平躺休息，通常采取半卧位睡眠，这种睡姿伴随着入睡困难和频繁醒来的问题。睡眠质量的下降与夜间咳嗽加剧、持续喘息和呼吸困难等紧密相关。研究显示，在仅有咳嗽或喘息症状的患者中，有 39% 的患者存在失眠问题，而 12% 的患者表现出日间过度嗜睡。对于那些同时有咳嗽和喘息困扰的患者，失眠和日间过度嗜睡的发生率分别上升至 53% 和 23%，这种状况的持续存在会增加患高血压、冠心病和心律失常等心血管疾病的风险。由于呼吸暂停的加剧，COPD 患者的低氧血症和高碳酸血症情况恶化，进而刺激交感神经，导致血压升高和心脏负担加重。此外，这也会影响大脑功能，表现为记忆力减退、注意力分散和反应迟缓等症状。大脑对缺氧极为敏感，长期的缺氧状态会损害脑细胞，影响认知功能，导致日间嗜睡和乏力，严重损害工作和生活质量。另外，由于夜间睡眠频繁中断，患者无法获得充分休息，日间会感到极度困倦，甚至可能在需要高度集中注意力的场合（如驾驶时）引发安全隐患。

3. 睡眠障碍相关 COPD 的辅助检查

PSG 是一种在整夜睡眠过程中连续且同步记录脑电波、呼吸等超过十项生理指标的技术。所有数据在次日首先由仪器自动进行初步分析，随后由专业人员进行细致的复核。该监测主要包括 3 个部分：①分析睡眠的结构和进程，同时监测异常脑电活动；②评估睡眠呼吸功能，目的是发现睡眠呼吸障碍，并对其进行分类和严重程度的评估；③监测睡眠期间心血管功能的状态。对于 COPD 患者而言，PSG 结果通常显示睡眠效率下降，总睡眠时间减少，睡眠潜伏期延长，觉醒次数增多，以及频繁的睡眠时相转换。具体来说，N3 期睡眠和快速眼动睡眠的减少尤为明显；而 OSA 患者，其睡眠呼吸障碍情况更为严重。对 COPD 患者进行 PSG 的指征有 4 项：①具有肥胖、打鼾、日间嗜睡等 OSA 的临床特征；②日间 PaO_2 低于 60 mmHg，并伴有红细胞增多症、肺源性心脏病、肺动脉高压等病症；③即使经过夜间鼻导管氧疗，晨起时仍有头痛；④肺功能检查、血氧饱和度监测及血气分析等显示 $PaCO_2$ 升高及 PaO_2 下降，并且在睡眠期间出现严重且持续的低氧血症。

4. 睡眠障碍相关 COPD 的诊断

对 COPD 患者进行 PSG，有助于识别那些同时有 OSA 的患者。许多病例并不表现出典型的临床症状，通过肺功能测试和血气分析，可以进一步辅助诊断。COPD 患者在运动时，SaO_2 可能会下降；对于那些并非过度肥胖的 COPD 患者，动脉血气分析可能会显示出缺氧状态，并且这种状态有可能从轻度发展为重度。此外，慢性支气管炎伴有高碳酸血症、肺动脉高压、高血压，以及充血性心力衰竭等疾病，都可能提示存在 OSA 的情况。

5. 睡眠障碍相关 COPD 的预防

（1）避免吸入有害颗粒物。柴火燃烧产生的烟雾、厨房油烟、雾霾、化工污染物及高粉尘环境等，都是主要的诱因。在日常生活中，我们应尽量避免置身于这些环境。当外界空气质量欠佳时，应减少外出或佩戴口罩，以防止吸入有害物质。同时，保持室内空气流通，定期清洁，以预防室内真菌和螨虫的繁殖，也是维护健康的重要措施。

（2）戒烟。戒烟是预防 COPD 发生的首要策略。吸烟是引发 COPD 最普遍的原因，因此尽早戒烟至关重要。此外，应尽量避免前往吸烟区域，并与吸烟者保持距离，以减少二手烟对健康的不良影响。

（3）加强身体锻炼。加强身体锻炼对于提高免疫力具有显著效果，特别是慢跑、打太极拳、做呼吸练习和骑自行车等基础有氧运动，能够促进呼吸并增强肺部功能。同时，要关注天气的变化，在冬季寒冷干燥的条件下，建议患者适度减少运动的强度和持续时间，以防止吸入过量的冷空气。运动应适时适量，并根据个人的体质特点来个性化地选择运动方式和强度，以避免给身体带来不必要的压力。

（4）及时治疗疾病。随着冬季的到来，天气变得寒冷干燥，许多人遭受反复咳嗽、咳痰、喘息，甚至呼吸困难的困扰。特别是老年人，应当尽快去医院进行检查和治疗，避免病情恶化。对于那些已经有支气管炎、肺气肿等慢性疾病的患者来说，积极治疗尤为关键，这有助于防止慢性疾病进一步发展，从而避免引发COPD。

6. 睡眠障碍相关 COPD 的治疗

（1）非药物治疗。

①家庭无创机械通气治疗有助于提高有严重 COPD 并伴有 CO_2 潴留的患者的 SaO_2 水平，同时减少其住院治疗的频率。对于那些有重度 COPD 的患者，无创通气治疗同样能够提高他们的睡眠效率并增加总的睡眠时间。是否长期实施无创通气治疗应根据患者的具体情况决定，特别对于那些有重度高碳酸血症（$PaCO_2$ ＞ 55 mmHg）的 COPD 患者，他们因反复出现的高碳酸血症型呼吸衰竭而频繁住院并需要机械通气支持，这种治疗方法尤为推荐。与单纯 COPD 呼吸衰竭的治疗不同，这些患者需要长期的无创通气治疗。一旦患者的 OSA 得到充分治疗，他们的日间动脉血气分析和肺动脉压将有所改善；如果存在显著的低氧血症，在开始无创通气治疗之前，应先进行低流量氧疗，以保持 SaO_2 在 87% ～ 90% 的范围内，并在睡眠期间继续进行氧疗。双相气道正压通气（biphase positive airway pressure，BiPAP）是常用的无创机械通气治疗模式。

②当 PaO_2 ＜55 mmHg 时，睡眠期间的氧疗可以提升 COPD 患者的睡眠质量并增加其生存概率。然而，对于那些同时有高碳酸血症的患者，吸入高浓度的氧气可能会加剧 CO_2 的积聚。这种情况不仅可能引起晨起头痛和意识不清，还可能减弱低氧血症对呼吸中枢的刺激效应。因此，必须精确控制氧气的吸入浓度，确保 PaO_2 维持在 60 ～ 65 mmHg，SaO_2 保持在 90% ～ 92% 的适宜范围内，以防止 CO_2 的过度积聚。

③在睡眠阶段，呼吸相关肌肉，尤其是肋间肌的活动性会减弱。对于 COPD 患者而言，睡眠时肋间肌的活动性降低，同时膈肌的补偿作用不足，这可能会引

起较为严重的非阻塞性低通气问题。研究显示，经过 10 周的呼吸肌训练，可以有效提高稳定期 COPD 患者吸气肌的张力，并改善其睡眠期间的 SaO_2 水平。

（2）药物治疗。

①抗胆碱能药物。在睡眠期间，胆碱能神经的活性增强可能会加剧气流阻塞，导致气体交换减少，从而加重病情。经过 4 周的治疗，溴化异丙托品能够提高中、重度 COPD 患者在快速眼动睡眠期间的平均 SaO_2，并改善其睡眠质量。

② β 受体激动剂。长效 β 受体激动剂沙美特罗在改善气体交换方面的效果与噻托溴铵相当。然而，缓释沙丁胺醇口服制剂对于中、重度 COPD 患者的睡眠、SaO_2 及晨间第一秒用力呼气量（forced expiratory volume in first second，FEV_1）没有显著影响。

③茶碱。茶碱是一种支气管扩张剂，具有中枢呼吸刺激和膈肌收缩的作用，对睡眠相关的呼吸障碍有益。茶碱能够提高 COPD 患者的 SaO_2 水平，并降低 CO_2 水平。

④阿米三嗪。阿米三嗪能够提高 COPD 患者的 PaO_2 及 SaO_2 水平，推荐剂量为每天 2 次，每次 50 mg，持续使用 2 周。然而，其副作用包括周围神经病变、呼吸困难、体重减轻及肺动脉高压等，且其长期疗效尚未得到充分证实。

⑤其他药物。针对 COPD 患者的失眠问题，建议谨慎使用镇静催眠药物，以避免抑制通气反应，从而增加急性或慢性呼吸衰竭的风险。如果确实需要使用这类药物，应优先考虑使用最低有效剂量的非苯二氮䓬类药物。研究显示，选择性褪黑素 MT_1/MT_2 受体激动剂能够有效提高睡眠质量，且对轻度、中度甚至重度患者的气体交换无负面影响。

二、睡眠障碍对支气管哮喘的影响

支气管哮喘是一种慢性炎症性气道疾病，其特征表现为气流受限。在我国，20 岁及以上的成年人中，该病的发病率达到 4.2%。据估计，我国有超过 4600 万名支气管哮喘患者。该病的发病机制涉及气道平滑肌的痉挛、过度的黏液分泌，以及气道的肿胀和炎症等。患有支气管哮喘的人通常会表现出气道的高反应性，这意味着在接触到过敏原或非过敏性刺激时，其气道会发生收缩，从而引发咳嗽、呼吸短促和喘息等症状。这些症状在夜间和凌晨尤为显著，容易导致多种睡眠障碍，进而影响睡眠质量。与日间相比，哮喘患者的夜间死亡率增加了 28%。

1. 睡眠障碍相关支气管哮喘的发病机制

支气管哮喘的发作及其引起的睡眠障碍主要归咎于夜间气道痉挛和神经递质失衡。哮喘发作的诱发机制涉及多个层面：睡眠期间及清晨迷走神经的过度活跃导致支气管扩张的 β 受体功能下降，细胞内 cAMP 水平升高，从而释放生物活性物质，这促进了睡眠期间哮喘的发作；同时，睡眠期间儿茶酚胺和 17- 羟皮质类固醇水平降至最低，而组胺和嗜酸性粒细胞相应增多，这加剧了气道的炎症反应；此外，抗哮喘药物在凌晨时血液浓度最低；对日间过敏原的迟发反应、睡眠期间的胃食管反流和情绪波动等，均可导致支气管哮喘患者的睡眠障碍。哮喘合并睡眠呼吸暂停综合征，是一种临床表现较为复杂的状况。哮喘和睡眠呼吸暂停综合征均能引起呼吸困难和低氧血症等问题，当两者共存时，患者的病情会进一步加重。患者可能会经历频繁的喘息、咳嗽、气短，以及夜间睡眠中断、打鼾、呼吸暂停等症状。对于阻塞性睡眠呼吸暂停综合征患者，必须综合考虑哮喘和睡眠呼吸暂停的治疗方案，以期改善患者的呼吸功能和睡眠质量。

2. 睡眠障碍相关支气管哮喘的临床表现

支气管哮喘的发作通常以打喷嚏和流泪开始，随后患者会感到胸闷、气短、咳嗽和喘息，呼吸变得困难，以至于不得不坐起来，且嘴唇发紫，四肢冰冷。哮喘发作多发生在后半夜，尤其是在凌晨 4 时左右。如果哮喘在睡眠中发作，这往往意味着病情有所加重。患者从睡眠中醒来时，可能会伴有低氧血症。支气管哮喘相关的睡眠障碍主要表现为难以维持睡眠、呼吸困难、夜间憋醒、气道高反应性及咳嗽等，这些因素都会影响夜间睡眠的稳定性。具体表现为夜间觉醒的次数增多、时间延长，重新入睡变得困难，睡眠效率和质量下降。这会导致日间疲劳和嗜睡，进而影响日间的认知功能、学习和工作能力。此外，用于治疗哮喘的药物（如茶碱和激素等）也可能导致夜间睡眠障碍。例如，某些支气管扩张剂可能会引起心跳加速、手抖等副作用，这些副作用在夜间可能会影响睡眠质量。激素类药物也可能导致失眠和情绪波动等问题。

3. 睡眠障碍相关支气管哮喘的辅助检查

（1）肺功能测试显示，在哮喘发作期间，患者会表现出阻塞性通气功能障碍，呼气流速指标明显降低，例如 FEV_1 和 FEV_1/FVC 等数值下降。支气管激发试验用于评估气道的反应性，若在吸入激发剂后 FEV_1 下降超过 20%，则可诊断为气道高反应性，这适用于哮喘的诊断；胸部 X 线检查通常不会显示明显异常，但部分患者可能会出现肺过度充气或气胸等并发症的迹象。痰液和血液中的嗜酸性粒细胞数量会增加，同时血清免疫球蛋白 E 水平也会升高。

（2）PSG 显示睡眠效率降低，总睡眠时间减少，以及微觉醒和醒转次数增多。哮喘发作往往发生在快速眼动睡眠阶段，而食管内压力测定显示，在哮喘发作前后，胸腔内负压有所增加。对于那些睡眠呼吸暂停的哮喘患者来说，其呼吸道症状更难以得到有效控制。

4. 睡眠障碍相关支气管哮喘的诊断

诊断支气管哮喘相关的睡眠障碍，必须考虑包括咳嗽、呼吸困难、气短和喘息等呼吸道症状，同时伴有失眠、易醒或日间过度嗜睡，并且这些睡眠问题与哮喘发作有直接关联。此外，在哮喘发作期间，患者肺部可听到哮鸣音，且使用支气管扩张剂后症状可得到缓解。肺功能测试、舒张试验和支气管激发试验均可为诊断提供重要依据。

5. 睡眠障碍相关支气管哮喘的预防与治疗

（1）预防措施。

①避开过敏原。若患者的哮喘由过敏引发，建议前往医院接受免疫治疗。免疫治疗有助于增强患者的免疫系统，建立强大的防御机制，从而减轻或彻底消除过敏反应。此外，患者应尽量避免接触过敏原，减少或避免与可能诱发过敏的物质（如花粉、灰尘、尘埃和动物毛发等）接触，并定期清洁寝具、地毯和家具等，以降低过敏风险。

②注意预防冷空气。在寒冷天气中，哮喘患者应尽量留在室内。若必须外出，应在离开前采取措施保护口鼻部位。冷空气是诱发哮喘的一个主要风险因素。因此，使用围巾或口罩覆盖口鼻，可以帮助患者吸入温暖的空气，从而有效预防哮喘发作。

③保持健康饮食。根据中医理论，不当的饮食习惯，如偏好生冷、酸咸及油腻食物，以及海鲜（如蟹和虾等），加之情绪波动和过度劳累，都可能诱发哮喘。因此，哮喘患者应注重健康饮食，以清淡食物为主，推荐多摄入新鲜蔬菜和水果（如萝卜、枇杷、刀豆、橘子、丝瓜和核桃等），并减少摄入肥腻和生冷食物（如奶油、肥肉、冷饮和巧克力等）。同时，应避免摄入过辛辣、过甜和过咸的食物。对于可能引起过敏的食物，如鸡、鱼（特别是带鱼、黄鱼等）、虾、蟹、毛笋、奶制品，以及某些易致敏的水果和蔬菜等，食用后一旦出现哮喘症状或皮疹，应

立即停止食用。

（2）治疗。

①治疗哮喘。应严格按照医生的指导正确使用哮喘治疗药物，包括吸入性糖皮质激素和长效支气管扩张剂的复合制剂，以确保哮喘症状得到有效控制，并降低夜间发作的风险。务必随身携带缓解药物（如短效支气管扩张剂等），以便在哮喘症状加剧时能够立即使用。

②治疗睡眠障碍。持续气道正压通气（continuous positive airway pressure，CPAP）治疗通过面罩向气道输送持续的正压气流，以维持气道的开放状态，目前是治疗睡眠呼吸暂停综合征的主要手段。对于肥胖患者而言，减轻体重能够显著改善睡眠呼吸暂停的症状。建议患者避免采取仰卧位睡姿，而采用侧卧位睡姿。口腔矫治器适合轻至中度睡眠呼吸暂停的患者，它通过调整下颌的位置来增加上气道的宽度。对于那些上气道解剖结构存在异常的患者，可以考虑进行手术治疗，例如腭垂腭咽成形术等。

（3）综合干预。

①改善睡眠环境。为了营造一个宁静的睡眠环境，请尽量保持安静并减少噪声干扰。确保室内温度维持在 18 ～ 24℃，湿度保持在 40% ～ 60%，这样可以显著提升睡眠的舒适度。选择适宜的床垫、枕头和被褥，以确保在睡眠时身体得到充分的支撑。

②调整生活习惯。确立规律的作息时间，每天尽量在同一时刻就寝和起床。日间应适度运动，但应避免在睡前进行剧烈运动。睡前可以尝试一些放松技巧，例如深呼吸、冥想或温水沐浴等，以缓解紧张情绪，从而改善睡眠质量。

③进行心理干预。哮喘患者可能会因疾病带来的困扰而经历焦虑、抑郁等情绪问题，这些问题进而影响他们的睡眠质量。患者可以通过与家人和朋友的沟通，或者寻求专业心理医生的协助来进行有效的心理疏导。认知行为疗法有助于患者转变负面的睡眠观念和习惯，从而显著提高睡眠质量。

6. 睡眠障碍相关支气管哮喘的治疗

在睡眠过程中，哮喘的发作往往预示着病情的加剧，因此必须进行严密监控并立即采取治疗措施。通过有效治疗睡眠障碍，可以减轻支气管哮喘的临床症状。

（1）睡前应用支气管扩张剂可改善肺功能并缓解睡眠障碍。可选择长效型支气管扩张剂，如福莫特罗和沙美特罗等，或采用茶碱进行治疗。

（2）如有需要，可考虑使用类固醇激素和免疫抑制剂，如氨甲蝶呤等。

（3）若出现失眠症状，推荐使用非苯二氮䓬类药物和褪黑素受体激动剂，并应谨慎使用苯二氮䓬类药物。对于胃食管反流症状，建议使用质子泵抑制剂。对于同时有 OSA 的患者，则应采用 CPAP 治疗。

第二节　睡眠障碍对心血管系统疾病的影响

在睡眠过程中，人体所经历的一系列生理变化有可能引发或加剧心血管疾病，同时，心血管疾病本身也容易导致睡眠问题。研究显示，睡眠时长与心脏疾病的发病率存在一定关系。每晚睡眠时间＜5 小时的人群，心脏疾病的发病率可高达 27%；而每晚睡眠时间＞7 小时的人群，心脏疾病的发病率仅为 6%。睡眠问题和睡眠障碍可能会导致心肌缺血、心律失常、循环呼吸衰竭，甚至可能引发致命后果。在中国，每年大约有 50 万人在睡眠期间发生心肌梗死，约有 3.8 万人在睡眠期间发生猝死。因此，积极治疗睡眠障碍对于预防和治疗心血管疾病、提高患者的生活质量具有至关重要的意义。本节将重点讨论睡眠障碍对心肌缺血、心律失常、高血压和心力衰竭等的影响。

一、睡眠障碍对心肌缺血的影响

动脉粥样硬化、高脂血症、高血压、吸烟、糖尿病和肥胖等均为心肌缺血发生和进展的关键因素。夜间心肌缺血的发生与睡眠障碍密切相关，其影响程度受到年龄、心脏病的严重性、睡眠期间的神经体液调节、心脏供血的病理生理变化、血压波动，以及低氧血症等多种因素的共同作用。

1. 睡眠障碍相关心肌缺血的发病机制

在非快速眼动睡眠期间，副交感神经系统的活动性增强，导致外周肾上腺素、去甲肾上腺素的水平及心率降低。交感神经系统的活性减弱程度与睡眠的深度呈正相关，在 N3 睡眠阶段，交感神经的活性可以降低到清醒状态的 50%。相反，在快速眼动睡眠期间，交感神经系统的兴奋性提高，心率和血压上升至接近清醒时的水平，同时心脏迷走神经的张力和压力感受器受到抑制，呼吸节律变得不规则。当非快速眼动睡眠转换为快速眼动睡眠时，交感神经的张力会急剧增加（这可能导致心脏停搏），而在快速眼动睡眠转换为非快速眼动睡眠时，副交感神经的兴奋性增强，心率和血压下降，伴随着频繁的体位改变和易醒状态。

在非快速眼动睡眠期间，心肌缺血的主要发生机制涉及多个因素。首先，低血压导致冠状动脉灌注压降低，进而引起血流速度减慢和血容量减少，这些变化可进一步导致局部心肌缺血和血栓的形成。其次，内源性纤维蛋白活性的降低，以及组织型纤溶酶原激活物抗原水平的升高，都会增加血液的黏稠度。最后，自由基的增多也是促进血栓形成的一个因素。

在快速眼动睡眠阶段，心肌缺血的主要发生机制为心脏泵血功能无法适应交感神经兴奋时对心肌的需求，以及心血管调控中枢的剧烈变化，这些因素均可能导致变异型心绞痛的发生。睡眠时，舒张压的降低可能引发与睡眠相关的胸痛；老年人、糖尿病患者及药物因素均可能引起自主神经功能障碍，从而削弱心血管系统调节血压的能力。有基础心脏疾病的患者在睡眠中容易引发或加剧心肌缺血，严重时甚至可能引发心绞痛或心肌梗死。心肌缺血和心绞痛的发作高峰与昼夜节律相关，心肌缺血的最低阈值通常出现在凌晨 1 ～ 3 时。变异型心绞痛患者在快速眼动睡眠期间可能会经历冠状动脉痉挛。在睡眠期间，心肌梗死发生的高峰期与纤维蛋白溶解活性最低的时间相吻合。

OSA 相关心肌缺血的发生机制：OSA 表现为间歇性低氧血症、血压波动和心率变化等。在低氧状态下，交感神经系统的活性会增强，这会促进内皮素、黏附分子和炎症因子的表达上升，同时还会引起氧化应激和血液高凝状态。这些因素相互作用，共同推动了心肌缺血的发生。此外，OSA 还可能加剧冠状动脉疾病患者的血管壁病理变化，可能导致患者在睡眠中或醒来后不久发生急性冠状动脉事件。

2. 睡眠障碍相关心肌缺血的临床表现

睡眠相关心肌缺血事件更易发生在中老年男性、超重人群、有严重冠状动脉疾病及重度 OSA 的患者中。即使没有心血管狭窄，女性 OSA 患者也可能在睡眠期间遭遇致命性心肌缺血。年轻人，特别是亚裔女性，容易出现变异型心绞痛。而老年人，尤其是那些伴有严重心血管疾病、正在服用多种降压药物、存在糖尿病相关的自主神经功能障碍及血压调节问题的患者，在睡眠期间容易出现低血压，从而引发心肌缺血。

与日间心肌缺血的临床表现相似，睡眠障碍引起的心肌缺血通常表现为睡眠期间的胸部压榨感或疼痛，这些症状有时会向颌部、胃部或左臂放射，并可能诱发房性或室性心律失常。OSA 患者在 SaO_2 显著下降时，容易出现心肌缺血；从快速眼动睡眠期醒来时，由于血流动力学的改变和血管痉挛，心肌缺血的情况也较为常见；在血压最低的 N3 睡眠期，容易发生心肌缺血；非选择性 β 受体阻滞剂的使用可能会加剧血管痉挛性心绞痛。此外，药物滥用（如苯丙胺、可卡因及其他兴奋剂等）也可能导致与睡眠相关的心绞痛。OSA 可引发睡眠期间的心肌梗死和猝死，特别是那些有基础肺部疾病和腹型肥胖的患者，在快速眼动睡眠期间 SaO_2 下降时，更容易发生心绞痛。

3. 睡眠障碍相关心肌缺血的辅助检查

（1）心电监测显示，在睡眠过程中 ST 段下降幅度达到或超过 0.1 毫伏。鉴于心电图的敏感性有限，对于那些心电图显示正常的心绞痛患者，建议采取平板运动试验或动态心电图监测。然而，这些方法无法模拟睡眠期间的自主神经活动、血流动力学和呼吸变化等，因此不能替代 PSG。

（2）在进行 PSG 时，心肌缺血患者通常表现出睡眠潜伏期延长，N1 期睡眠增多，以及觉醒次数增加；快速眼动睡眠潜伏期同样延长，快速眼动睡眠密度及次数减少，快速眼动睡眠时间缩短，即呼吸暂停低通气指数（apnea-hypopnea index，AHI）每小时超过 5 次。此外，患者可能还存在其他类型的睡眠障碍（如 OSA、CSA、睡眠期周期性肢体运动障碍等），这些障碍可能会影响本病的发生和发展。

PSG 的适应证包括以下 10 种。

①在普通人群、冠心病患者及心力衰竭患者中，当存在肥胖、颈部粗大、习惯性打鼾和高血压等常见风险因素时。

②睡眠期间因心绞痛而醒来的患者。

③经历阵发性夜间睡眠呼吸困难的患者。

④日间过度嗜睡、长期失眠及睡眠期间腿部不适的患者。

⑤心力衰竭患者或经过积极治疗后心功能仍为Ⅲ级或Ⅳ级的患者。

⑥已安装心脏复律器或除颤器的 CSA 患者。

⑦正在等待心脏移植且伴有与睡眠相关的呼吸障碍的患者。

⑧血液中 $PaCO_2$ 低，易发生心力衰竭的患者。

⑨难以治疗的心律失常患者。

⑩难治性高血压患者。

（3）心率变异性（heart rate variability，HRV）是一种关键指标，用于反映自主神经系统的活动性。通过 HRV 定量分析，可以评估心脏交感神经与迷走神经的张力及其平衡状态，进而判断心血管疾病的严重程度，并预测心源性猝死及心律失常的风险。当 HRV 值升高时，通常表明心脏副交感神经活动占主导地位；相反，HRV 值降低则暗示心脏副交感神经的活性减弱。低频 / 高频比率是衡量心脏交感神经活动的一个重要指标。在健康个体中，非快速眼动睡眠期间，高频功率通常会升高，而低频功率则降低；但在快速眼动睡眠期间，高频功率降低，而低频功率升高。冠状动脉疾病或心肌梗死的患者，在睡眠期间交感神经的活性会增加，而副交感神经的活性则会下降。值得注意的是，在心肌梗死发生前大约 10 分钟，高频功率开始下降，表明心脏迷走神经的兴奋性降低，而交感神经的活性未能得到适当的抑制。在心肌梗死后，从非快速眼动睡眠向快速眼动睡眠过渡时，低频 / 高频比率逐渐上升，尤其在快速眼动睡眠期间最为显著。低频 / 高频比率的升高被认为是心源性猝死的一个主要风险因素。

（4）其他检查。超过 90% 的心肌缺血患者有高脂血症，且心脏负荷试验结果为阳性，因此通过血管内超声、数字减影血管造影术等检查，可以检测到由动脉硬化引起的血管狭窄和血流异常。

4. 睡眠障碍相关心肌缺血的预防

2018 年，中国康复医学会心血管疾病预防与康复专业委员会公布了《中国心脏康复与二级预防指南（2018 版）》（以下简称《指南》），着重强调了心血管疾病的二级预防与心脏康复之间的紧密联系。《指南》主要面向心血管疾病患者，通过综合运用药物治疗、运动疗法、营养管理、心理支持（包括睡眠调节）和患者教育（涉及危险因素控制和戒烟指导）这五大处方干预措施，旨在防控心血管疾病的风险因素，预防或延缓疾病的发展，减少心血管疾病复发的概率，以及由此引发的心力衰竭风险。由五大处方构成的心脏康复体系，能够显著降低心血管疾病的死亡率和致残率，提高患者的生活质量。在心脏康复过程中，运动处方具有重要作用，但同时也不应低估睡眠处方的重要性。《指南》提出的预防措施有以下 12 点。

①预防动脉粥样硬化性心血管疾病、心力衰竭及心房颤动的关键在于倡导有

益于健康的生活方式。

②依托团队合作，充分利用跨学科医疗卫生专业人员的协同作用，可以更高效地干预和管理心血管疾病的风险因素。

③医生应当了解并评估可能影响患者健康的诸多社会环境因素，如教育背景、健康知识水平及经济状况等，以便更好地制订预防和治疗方案。

④评估患者在10年期间的动脉粥样硬化性心血管疾病的风险因素及风险增强因素，旨在制订有效预防和降低心血管疾病风险的方案。

⑤培养健康的饮食习惯有助于降低心血管疾病的风险。建议多摄入蔬菜、水果、豆类、坚果、全谷物、瘦肉及鱼类等食物，同时尽量减少高碳水化合物、反式脂肪、加工肉类、精制谷物和含糖饮料等的摄入量。

⑥建议超重或肥胖的成年人减轻体重，加强体育锻炼，并坚持低热量的健康饮食。

⑦每周至少应完成150分钟的中等强度有氧运动，或75分钟的高强度有氧运动，以及每周至少5天的运动计划。有氧运动对于预防和改善心血管疾病具有显著效果。

⑧对于2型糖尿病的成年人，建议通过调整饮食习惯和加强体育锻炼来改善和控制血糖水平。对于那些需要药物治疗的患者，二甲双胍可作为首选的治疗药物。

⑨充分了解和评估患者的吸烟情况，指导患者戒烟。

⑩对于低密度脂蛋白胆固醇升高的患者、45～75岁的糖尿病患者及经临床心血管疾病风险评估已明确具有此风险的患者，建议采用他汀类药物治疗，以降低胆固醇。

⑪对于成年高血压患者，建议采取非药物性干预措施；对于那些需要药物治疗的患者，其血压通常应控制在130/80 mmHg以下。

⑫《指南》在考虑经济学中的成本与价值因素时，强调了在预防措施中必须权衡有限医疗资源的成本效益，并明确指出，在动脉粥样硬化性心血管疾病的初级预防中，应谨慎使用阿司匹林。

5. 睡眠障碍相关心肌缺血的治疗

（1）基础治疗措施。包括采用低盐、低脂的饮食习惯，进行适度的体育锻炼，戒烟、戒酒，以及减轻心理压力。对于高血压、糖尿病和高脂血症等疾病，应积极进行预防和治疗。对于失眠患者，在使用降压药物时，应尽量避免使用 β 受体阻滞剂。

（2）治疗缺血性心脏病可采用单硝酸异山梨酯等长效冠状动脉扩张药物。在必要时，可考虑进行冠状动脉支架植入术或冠状动脉旁路移植手术。

（3）治疗失眠时，应同时积极处理心肌缺血问题。首选治疗方案为非苯二氮䓬类药物，若此方案无效，可以考虑更换为苯二氮䓬类药物或褪黑素受体激动剂。对于同时伴有焦虑和抑郁症状的患者，建议增加抗焦虑和抗抑郁药物的使用。对于老年患者及未经治疗的睡眠呼吸暂停患者，在使用苯二氮䓬类药物时应格外谨慎。

（4）治疗睡眠呼吸暂停。OSA 患者常常因缺氧而在睡眠中觉醒，同时伴有血压升高和心率加快等症状。有效的治疗 OSA 能够逆转与睡眠相关的心肌缺血的临床症状，以及心电图中 ST 段的异常变化。

（5）不宁腿综合征和睡眠期周期性肢体运动最主要的危害之一是严重影响睡眠质量。腿部的不适感通常在夜间或休息时加重，导致患者难以入睡或频繁醒来。长期睡眠不足会使身体疲劳、免疫力下降，增加患心血管疾病的风险，可使用抗癫痫药物（如加巴喷丁、普瑞巴林等）、多巴胺能药物（如普拉克索等）等。对于血清铁蛋白水平低于一定数值的患者，补充铁剂可能有效。常用的有硫酸亚铁、多糖铁复合物等。

二、睡眠障碍对心律失常的影响

睡眠相关心律失常指的是在睡眠期间，由于心脏起搏和传导功能的异常，导致心脏节律、频率或传导顺序出现异常。心律失常通常表现为心动过速、心房颤动、心动过缓、早搏（包括房性早搏和室性早搏）及心脏停搏。睡眠呼吸暂停综合征等睡眠障碍可能增加心律失常的发生风险。特别是心室停搏或颤动，是导致夜间心源性猝死的关键因素。

目前，全面的流行病学和人口学数据尚不充分。心房颤动的流行病学数据表明，中国 30 岁及以上的人群中，心房颤动患者的数量达到 420 万，发病率为 0.77%。在日本，60 岁以下人群的心房颤动发作高峰时段为午夜至早晨 6 点，每次发作的平均持续时间为（77±27）分钟；而对于植入心脏起搏器的患者，心房颤动发作的高峰时段则在凌晨 4 ～ 5 点。

1. 睡眠障碍相关心律失常的发病机制

（1）自主神经系统的激活。睡眠障碍可能引发交感神经系统的过度激活，这与心律失常的发生密切相关。交感神经的激活可导致心率加快、血压升高，从而可能诱发心律失常。

（2）炎症反应。睡眠障碍可能与炎症反应有关，炎症标志物的增加在心血管疾病的发病中起着重要作用，同时亦可能对心律失常的发生产生影响。

（3）内皮细胞功能失调。内皮细胞功能失调可能是睡眠时长与心血管疾病风险之间的一个潜在联系机制。内皮细胞功能失调不仅是心血管疾病风险的一个关键指标，而且可能与心律失常的发生密切相关。

（4）昼夜节律的影响。心血管系统具有明显的昼夜节律性，维持正常的昼夜节律结构对心血管健康至关重要。心律失常（如室上性和室性心律失常）表现出特定的昼夜模式，心肌缺血、急性心肌梗死和心脏猝死的发生率在早晨更高，这表明昼夜节律的变化可能与心律失常的发生有关。

（5）睡眠呼吸障碍。例如，OSA 可能增加心律失常的风险。OSA 患者在睡眠期间会经历反复的呼吸暂停和低通气事件，这导致血氧饱和度下降和睡眠结构的紊乱，这些因素都可能增加心律失常的风险。

（6）心理压力和激素水平的变化。心理压力和激素水平的变化，特别是皮质醇水平的升高，可能与心律失常的发生有关联。这些因素影响神经内分泌系统和自主神经系统的功能，增加了患心律失常的风险。长期熬夜、睡眠质量低下、神经症或更年期女性的夜间交感神经过度兴奋、精神极度紧张或恐慌情绪等，都可能成为心律失常的诱因。

（7）心肌缺血和重构。由失眠或睡眠呼吸障碍导致的交感神经兴奋，会释放儿茶酚胺类物质，这本身可能引发心律失常。同时，儿茶酚胺类物质还会增加机体的耗氧量，破坏氧气供需的平衡，导致心肌缺血、重构，以及能量代谢障碍。心肌重构还会减缓传导速度，从而诱发心律失常或心力衰竭。

2. 睡眠障碍相关心律失常的临床表现

睡眠相关心律失常主要表现为心慌、心悸、咽喉部不适感等，可能伴有气短、心绞痛、呼吸困难等症状，容易从睡眠中醒来。其主要临床表现包括以下 4 点。

（1）心动过缓。在睡眠中，特别是在深度睡眠阶段，人体代谢率降低，心脏活动相对减弱，可能出现窦性心动过缓。严重的窦性心动过缓可能导致头晕、乏力、黑矇，甚至晕厥等症状。

（2）早搏。睡眠中可能出现房性早搏或室性早搏，其原因可能与睡眠中的呼吸暂停、自主神经功能紊乱等因素有关。

（3）心房颤动。部分患者在睡眠中可能出现心房颤动。睡眠呼吸暂停综合征等睡眠障碍可能增加心房颤动的发生风险。心脏听诊可闻及提前出现的早搏，心房颤动患者表现为心律绝对不齐、第一心音强弱不等、短绌脉等。患者可能有使用Ⅲ类抗心律失常药物史，这类药物可延长心动周期，促发尖端扭转型室性心动过速等致命性室性心律失常，导致睡眠期心脏停搏。

（4）心脏停搏。睡眠期心脏停搏可能是电压门控钠离子通道 α 亚单位基因突变及长 QT 间期综合征患者心律失常的特殊表现，长 QT 间期综合征患者常于休息或睡眠时发生致命性心律失常。

3. 睡眠障碍相关心律失常的辅助检查

（1）心电图监测。这是诊断心律失常最常用的非侵入性检查技术，能够记录心脏的电活动，从而判断心律是否出现异常。

（2）动态心电图监测。连续记录 24 小时或更长时间的心电图，有助于捕捉间歇性心律失常，并评估治疗效果。

（3）有创性电生理检查。将多电极导管置入心腔内不同部位以记录电活动，可以确诊心律失常的性质，诱发快速心律失常，确定其起源部位，并评估治疗效果。

（4）运动试验。通过运动提高心脏负荷，监测心电图的变化，可以在心律失常发作的间歇期诱发心律失常，从而有助于诊断。

（5）心脏电生理研究。通过心脏导管技术记录心脏各部位的心电图，并利用脉冲电刺激不同的心肌组织，可以对复杂的心律失常进行精确诊断，同时评估心律失常的危险程度及其预后情况。

（6）其他检查。包括窦房结电图、希氏束电图、高频心电图、遥测心电图、电话传输心电图等监测，这些技术手段极大地丰富和完善了心律失常的诊断方法。

4. 睡眠障碍相关心律失常的诊断

睡眠相关心律失常的诊断，必须包括以下选项中的第 1 ～ 3 项。

（1）患者主诉在睡眠期间出现心悸、气短、胸闷等症状。

（2）心电图监测、动态心电图监测及心电监护等能够发现睡眠期间的心律失常，并可能伴随心肌缺血。

（3）PSG 显示，存在睡眠结构的改变、睡眠的片段化，以及 AHI ≥ 5 次 / 小时。在 OSA 反复发作期间，动态心电图可观察到心动过速与心动过缓的交替出现。若在睡眠期间的动态心电图监测中发现反复的心动过缓或心动过速发作，则可能表明存在 OSA。对于 OSA 患者而言，睡眠期间出现的各种房性和室性心律失常，通过 CPAP 治疗或气管切开手术可消除。

（4）其他。心率变异性分析显示低频 / 高频的比率升高。进行离子通道等相关基因的检测有助于心律失常的确诊。OSA 患者通常会表现出血清 C- 反应蛋白水平的升高。此外，可能存在其他类型的睡眠障碍（如 OSA），这些睡眠障碍可能会影响心律失常的发生和发展。

（5）上述症状不能用其他躯体疾病来解释。

5. 睡眠障碍相关心律失常的预防

预防睡眠相关心律失常主要在于调整生活方式。

（1）规律作息。保持固定的睡眠时间和起床时间，避免熬夜和过长时间的午睡，以维持稳定的生物钟。

（2）改善睡眠环境。确保卧室安静、黑暗、凉爽和舒适，有助于提高睡眠质量。

（3）适度运动。在日间进行适度的有氧运动，如散步、慢跑、游泳等，避免在临睡前进行剧烈运动。

（4）减少刺激。睡前避免摄入咖啡因、尼古丁和酒精等刺激性物质，也不要观看刺激性的影视节目或进行紧张的工作。

6. 睡眠障碍相关心律失常的治疗

（1）治疗引起睡眠障碍相关心律失常的疾病。

①治疗睡眠呼吸暂停综合征。对于睡眠呼吸暂停综合征的患者，CPAP 是一种有效的治疗方式。该方法通过面罩向患者的气道内输送正压空气，确保气道保持通畅，进而改善呼吸和睡眠质量，减少心律失常的发生。

②治疗失眠。对于遭受失眠困扰的患者，有多种治疗途径可以改善睡眠质量，包括心理治疗、行为疗法及药物治疗等。心理治疗包括认知行为疗法和放松

训练等方法；行为疗法则着重于培养良好的睡眠习惯和限制在床上的时间；而药物治疗则需在专业医生的指导下谨慎进行，以防止长期服用药物产生依赖性。

（2）药物治疗。针对不同类型的心律失常，选择恰当的抗心律失常药物至关重要。例如，心动过缓的情况下，可以考虑使用阿托品或异丙肾上腺素等药物来提高心率；而对于早搏或心动过速等状况，则可选用 β 受体阻滞剂、普罗帕酮、胺碘酮等药物进行治疗。然而，药物治疗必须严格遵照医嘱，并密切关注药物可能带来的不良反应。如果心律失常是由其他基础疾病引起的，如高血压、冠心病、心力衰竭等，应积极治疗基础疾病，使用相应的药物控制病情，从而减少心律失常的发生。

（3）器械治疗。

①心脏起搏器。对于严重心动过缓的患者，例如三度房室传导阻滞等状况，可能需要植入心脏起搏器，以确保心率保持在正常水平。

②植入式心律转复除颤器。对于那些面临猝死风险的心律失常患者，例如患有室性心动过速或心室颤动等严重疾病，植入式心律转复除颤器可能是必要的。植入式心律转复除颤器能够在患者出现危险的心律失常时自动放电进行除颤，从而挽救患者的生命。

总之，睡眠相关心律失常的治疗需要综合考虑患者的具体情况，采取个性化的治疗方案。同时，患者应密切配合医生的治疗，定期复查，以确保治疗效果和安全性。

三、睡眠障碍对高血压的影响

高血压是一种全身性疾病，其主要特征是体循环动脉在收缩期和舒张期的血压持续升高。它主要分为原发性和继发性两大类，其中继发性高血压约占 14%。研究显示，睡眠时间的减少或延长、睡眠呼吸紊乱、不宁腿综合征、睡眠昼夜节律紊乱等多种睡眠障碍，都可能引发高血压。同时，高血压亦可能导致多种形式的睡眠障碍。这两种状况相互作用，进而导致血压进一步升高。血压控制不佳会加剧靶器官的损害。众多研究指出，治疗睡眠障碍有助于改善高血压及其不良后果。

高血压患者失眠的发生率高达 47.9%。睡眠呼吸暂停是高血压的独立危险因素之一。50% ～ 92% 的 OSA 患者合并高血压，30% ～ 50% 的高血压患者合并

OSA，后者又可使血压值升高 20%。各人种间患 OSA 伴高血压风险无显著差异。男女 OSA 患者合并高血压风险相当，故应注意女性高血压患者 OSA 的筛查。消瘦人群 OSA 高血压的风险高于无 OSA 者，提示应注意对非肥胖高血压患者进行 OSA 的筛查。有研究表明，36.4% 的高血压 3 级患者存在周期性肢体运动障碍，13% 的高血压 1 期和 2 期患者存在周期性肢体运动障碍，周期性腿动指数大于 50 次 / 小时的患者，高血压的发病率大于 60%，周期性腿动指数大于 30 次 / 小时的患者，高血压发病率是对照组的 2 倍，因此周期性肢体运动障碍及不宁腿综合征与高血压相互作用、相互影响。

1. 睡眠障碍相关高血压的发病机制

血压的波动呈现明显的昼夜节律性。当个体的生物钟受到外界环境的影响（如从事夜班工作、承受精神压力等），可能会引发神经内分泌和神经生物学的改变，从而扰乱血压的正常昼夜节律。不健康的生活习惯，包括工作压力、沉迷网络、熬夜及昼夜颠倒等，同样会对个体的正常昼夜节律产生负面影响，进而导致血压升高。研究指出，睡眠时间的长短与高血压的发病率之间存在一种“U”形关系，即每晚睡眠时间＜7 小时或每晚睡眠时间＞10 小时的人群，患高血压的风险更高。失眠和睡眠周期性腿动可导致夜间交感神经的过度兴奋、肾素 – 血管紧张素 – 醛固酮系统的激活、水钠潴留、血管重构、内皮细胞损伤、胰岛素抵抗和免疫系统功能的损害。睡眠呼吸暂停综合征可引起反复的间歇性低氧血症、高碳酸血症，以及神经和体液调节的紊乱，这些因素与交感神经系统的过度兴奋相互作用，导致心率加快、心输出量增加、全身血管阻力上升，进而引起血压升高，并可能持续至次日，造成日间高血压。这些因素共同构成了睡眠相关高血压的病理机制。此外，失眠还可能导致激素水平异常，如儿茶酚胺和皮质醇的升高，从而影响血压的调节。同时，失眠与睡眠呼吸暂停综合征的发生率增加有关，可能会进一步加剧高血压的风险。

2. 睡眠障碍相关高血压的临床表现

在正常人的睡眠过程中，血压下降约 10% 时即展现出明显的昼夜节律性，血压曲线呈现典型的“杓型”模式。然而，睡眠障碍的高血压患者的血压曲线则可能呈“非杓型”或“反杓型”。这种情况下，患者的夜间和清晨血压较高，且血压会随着呼吸暂停的周期性发作而升高，往往会发展为难治性高血压。高血压患者常常伴随多种睡眠问题，如睡眠时间不足、频繁觉醒、过度睡眠、OSA、睡眠相关运动障碍（包括周期性肢体运动障碍和不宁腿综合征等）及昼夜节律的紊乱等。

（1）一般临床表现。

①头晕和头痛。头晕和头痛是高血压患者常见的非典型症状，通常与血压水平有关，且在劳累或情绪激动时可能会加重。

②心悸、食欲减退。高血压患者可能会伴有心悸和食欲减退等不适症状。

③焦虑、抑郁情绪。焦虑和抑郁情绪可能由失眠引起。长期失眠可能导致身体功能障碍或显著不适，表现为注意力、记忆力、判断力，以及日常生活和工作能力的减退等，进而引发焦虑和抑郁情绪。

（2）特征。

①夜间和早晨起床时血压会上升。清晨醒来时的血压比睡前的血压显著升高，而日间和晚上睡前的血压则相对较低。

②血压节律紊乱。24 小时动态血压监测显示血压曲线为“非杓型”，甚至呈现“反杓型”。

③单纯依赖药物治疗来降低血压往往效果有限。即便尝试了多种药物的联合使用及多次调整降压方案，血压仍然难以稳定在正常水平。此外，伴随着呼吸暂停现象，血压会出现周期性的升高。夜间，随着呼吸暂停的反复发作，血压也会相应地出现反复的一过性升高。

（3）与睡眠障碍相关的症状。

①睡眠期间出现打鼾、呼吸暂停现象，早晨起床时头痛，日间感到困倦和乏力，夜间尿频、失眠、认知功能受损或记忆力衰退。

②注意力分散、焦虑、抑郁，甚至性格转变、行为失常。

（4）其他并发症。可能并发冠心病、心律失常，尤其是以慢 – 快心律失常为主，以及脑卒中、2 型糖尿病和胰岛素抵抗等。

（5）进行性体重增加与睡眠呼吸暂停相关高血压有关。

3. 睡眠障碍相关高血压的辅助检查

（1）24 小时动态血压监测提示夜间血压升高或血压随周期性肢体运动障碍波动。

（2）PSG 主要用于诊断和排查夜间高血压、难治性高血压及睡眠障碍。监测结果可能显示睡眠时间减少、睡眠效率降低、睡眠结构发生改变、浅睡眠阶段增多等，同时伴有 OSA 和睡眠期间的周期性腿动，以及睡眠觉醒次数和时间的增加等，多次睡眠潜伏期测试结果缩短。

4. 睡眠障碍相关高血压的诊断

诊断睡眠相关高血压，必须满足以下 5 项标准中的 1 ～ 3 项。

（1）出现头晕、头痛、睡眠障碍、日间过度嗜睡及睡前腿部不适等症状。

（2）24 小时动态血压监测。在未服用降压药物的情况下，符合高血压的诊断标准。该检查同样作为夜间高血压的临床诊断标准方法。依据《2020 中国动态血压监测指南》，与诊室 1 级（140/90 mmHg）和 2 级（160/100 mmHg）高血压诊断阈值相对应的夜间正常血压参考值分别为 120/70 mmHg 和 130/80 mmHg。

（3）PSG 提示多项睡眠问题，如睡眠时间减少、睡眠结构发生改变、浅睡眠阶段增多、睡眠效率降低等。AHI ≥ 5 次 / 小时，睡眠周期性腿动指数超过 15 次 / 小时，睡眠中的觉醒时间和次数均有所增加。此外，多次小睡睡眠潜伏期试验显示睡眠潜伏期有所缩短。

（4）经过 CPAP 治疗后血压降低。

（5）上述症状不能用其他躯体疾病或睡眠障碍解释。

5. 睡眠障碍相关高血压的预防

（1）改善睡眠质量。

①保持规律的睡眠时间。每晚睡眠时间为 7 ～ 9 小时，并尽量保持睡眠时间一致。

②尽量避免在夜间饮酒和饮用含糖饮料。这些饮品中的酒精和糖分会导致体内胰岛素分泌增加，进而引起血糖水平下降和血压升高。

③尽量避免在夜间长时间驾驶或使用电脑。长时间面对屏幕会降低睡眠质量，影响休息。

④优化睡眠环境。确保睡眠环境安静、舒适且温度适宜，以避免噪声和过热对睡眠造成不利影响。

（2）合理膳食。

①限制盐分摄入。建议每天食盐摄入量＜ 6 克，这包括烹饪用盐及其他食物中所含钠折合成的食盐总量。

②限制酒精摄入。建议尽量避免饮酒，若需饮用，每天酒精的摄入量应小于 50 克白酒的酒精量。

③每天应摄入足够的新鲜蔬菜和水果，推荐蔬菜摄入量不少于 400 克，水果摄入量为 100 ～ 200 克。

④适量增加鲜奶、豆类及其制品，以及鱼类、禽类和瘦肉等动物性食物的摄入。同时，应多吃新鲜深绿色蔬菜、海带、木耳等富含营养的食物。

（3）管理体重。

①控制并减少膳食中的脂肪和总热量摄入，减少食用肥肉、高油脂食物及零食。

②坚持规律性运动，根据个人的身体状况、喜好和实际情况挑选适宜的运动方式，如散步、快步走、慢跑、骑自行车、爬山等。建议每周至少进行 5 次锻炼，每次持续时间约 30 分钟。锻炼的强度应根据个人的情况调整，确保运动后不会感到过度疲劳或有明显不适感。

（4）戒烟。吸烟是一种很顽固的不良习惯，不易戒断，且戒断后易复吸。建议戒烟者制订详细的戒烟计划，并尽快开始执行。

（5）减轻精神压力，保持心态平衡，减少愤怒情绪，增加交流，注意工作与休息的平衡，参与社交活动或投身于一些有意义的活动中。长期的情绪压力不仅可能导致高血压，也是降压效果不佳的关键因素。

6. 睡眠障碍相关高血压的治疗

（1）OSA 的治疗对于那些因 OSA 导致的难治性高血压患者来说，是十分有益的。在这种情况下，CPAP 治疗有助于降低血压。然而，对于轻度且无症状的 OSA 患者，CPAP 治疗在降低血压方面的效果相对较小，它不能取代降压药物来控制血压。尽管如此，即便是血压的持续小幅下降，也有助于降低心血管疾病的发病率。例如，舒张压每降低 5 mmHg，冠心病的发病率大约可以减少 21%。因此，长期使用 CPAP 治疗可以有效预防 OSA 患者发生心血管事件。

（2）对于其他类型的睡眠障碍，治疗失眠可以采用非苯二氮䓬类受体激动剂或褪黑素受体激动剂，但在使用苯二氮䓬类药物时应谨慎。对于伴有焦虑或抑郁症状的患者，应同时进行相应的治疗。对于合并有不宁腿综合征的患者，建议添加加巴喷丁、普拉克索等药物治疗；对于铁代谢异常的患者，则需要进行补铁治疗。

（3）高血压的治疗可选用血管紧张素转化酶抑制剂、血管紧张素受体拮抗剂、钙离子通道阻滞剂、β 受体阻滞剂和利尿剂等。在使用后两种药物时应格外谨慎，因为它们可能对患者的睡眠产生不良影响。

四、睡眠障碍对心力衰竭的影响

心力衰竭，作为多种心血管疾病的严重和终末阶段，是一个影响多个器官和系统的临床综合征。心力衰竭具有高发病率、长期病程、不良预后、高死亡率及沉重的医疗负担等特点，严重威胁着人类的生命健康。心力衰竭已经成为一个重大的全球公共卫生问题。在欧美发达国家，心力衰竭的发病率为 1.0% ～ 2.0%，而在中国，这一比例为 0.9%。心力衰竭患者的 5 年死亡率可高达 75%，这一数字甚至超过了某些恶性肿瘤的死亡率。睡眠呼吸障碍（sleep disordered breathing，SDB）亦称作睡眠相关的呼吸异常，是一组以睡眠期间呼吸节律或通气异常为特征的疾病，主要包括 OSA 和中枢性睡眠呼吸暂停综合征。

睡眠呼吸障碍与心力衰竭之间存在紧密的相互作用。研究显示，心力衰竭患者中，睡眠呼吸障碍的发病率为 50% ～ 80%，显著高于普通人群。特别是在心力衰竭患者中，睡眠呼吸障碍的发病率显著增加，例如在射血分数降低的心力衰竭患者中，这一比例为 47% ～ 76%，而在射血分数保留的心力衰竭患者中，发病率为 55%。睡眠呼吸障碍不仅可能引发或加剧心力衰竭的进程，还可能增加个体患其他心血管疾病的风险，如冠心病、心房颤动、高血压和急性冠脉综合征等，这些疾病又可能进一步引发或加剧心力衰竭的症状。在射血分数降低的心力衰竭患者中，伴有陈－施呼吸（cheyne-stokes respiration，CSR）的 CSA（即 CSR-CSA）更为普遍；而在无症状的射血分数保留的心力衰竭患者中，OSA 更为常见。除了对心力衰竭症状和预后的影响，睡眠呼吸障碍还会导致心力衰竭患者出现日间功能障碍，主要表现为日间嗜睡、疲劳、情绪低落和认知功能障碍等。合并睡眠呼吸障碍的心力衰竭患者生活质量较差，对药物治疗的依从性降低，进而影响心力衰竭的治疗效果。综上所述，心力衰竭患者常常伴有睡眠呼吸障碍，而睡眠呼吸障碍又会加剧心力衰竭的症状，两者之间形成了一个恶性循环。

收缩性心力衰竭是普通人群中睡眠呼吸暂停的主要风险因素。在收缩性心力衰竭患者中，有 5% ～ 32% 的患者伴有 OSA，而 30% ～ 60% 的患者伴有 CSA。伴有 OSA 的收缩性心力衰竭患者的体重和血压普遍高于伴有 CSA 的患者。男性中 OSA 的发病率显著高于女性，同样，男性收缩性心力衰竭伴有 CSA 的发病率也高于女性。这种性别差异可能与性激素有关：绝经可能是女性 OSA 的一个风险因素；孕酮作为一种呼吸兴奋剂，能够增加肺通气量；而激素替代治疗则可能降低患病风险。心力衰竭合并 OSA 和 CSA 的不良后果主要是加重冠状动脉疾病和左心衰竭。OSA 是冠心病的一个独立风险因素，能够预测冠心病的复发率和生存率。左心室射血分数是预测收缩性心力衰竭患者生存率的关键指标。OSA 与收缩性心力衰竭患者左心室射血分数的下降密切相关，CPAP 治疗可以逆转这一变化。CSA 会导致收缩性心力衰竭患者的生存率下降。针对 CSA 的治疗可以降低交感神经活性，增加左心室射血分数，从而提高生存率。

1. 睡眠障碍相关心力衰竭的发病机制

睡眠呼吸障碍作为一种心血管疾病的危险因素，已被证实是心力衰竭患者死亡率的一个关键危险因素。睡眠呼吸暂停导致心力衰竭的具体作用机制目前尚不清楚，有研究指出，外周自主神经系统功能失调在心力衰竭的发生和发展中具有重要作用。心力衰竭患者若合并睡眠呼吸障碍，通常会表现出外周自主神经系统功能活动的异常。SDB 患者在夜间经历反复的微觉醒、间歇性缺氧和 CO_2 潴留等，这些因素会刺激中枢和外周化学感受器，进而导致交感神经系统的过度激活。通过心率变异性分析和外周血中儿茶酚胺类激素水平的检测，研究者发现，与单纯心力衰竭患者相比，合并 SDB 的患者外周血中去甲肾上腺素水平升高，静息状态下心率较快，血压及心率变异性的钝化现象更为明显，这表明 SDB 可能引起外周交感神经的激活。外周交感神经的过度激活会导致心率增加和肾素 – 血管紧张素 – 醛固酮系统的活化，进而引起心肌细胞耗氧量增加、心肌细胞储备下降及心室重构，最终导致心脏功能恶化和不良预后。SDB 相关的夜间间歇性低氧会增加心肌细胞的需氧量。

此外，OSA 患者胸腔内压增大，导致静脉回流增加和右室前负荷增加，而右室过度扩张和舒张期室间隔左移则阻碍左室充盈，减少左室的前负荷，增加左室跨壁压和后负荷，导致每搏量和心输出量减少，长期下来，引起左心室重塑和肥大，从而导致心肌缺血、缺氧和心律失常的发生。与 OSA 不同，CSA 在呼吸暂停期间不会产生胸内负压。CSA 的重点在于其肾上腺素能作用，这是疾病进展的主要机制。与没有 SDB 的心力衰竭患者相比，心力衰竭合并 CSA 的患者在睡眠和清醒期间的尿液和血液中的去甲肾上腺素浓度都较高。这些增加的幅度与睡眠觉醒的频率和呼吸暂停相关缺氧的程度相关。CSA 还会引起通气中非常低的频率振荡，导致心率随着呼吸而振荡。周期性呼吸对心率的这种影响导致心率从规律呼吸期间的高频率转向低频率。尽管这些同步振荡最大限度地减少了通气 / 灌流的不匹配，但是 CSA 与心力衰竭患者的较高死亡率相关。除了对自主神经系统的影响，大量研究证实，SDB 间歇性缺氧和复氧还会导致心力衰竭患者氧化应激及全身炎症介质的增加，如 C– 反应蛋白、白介素 –6 及肿瘤坏死因子等，这些炎症因子的释放可能会导致患者内皮功能的失调及动脉粥样硬化的发生。此外，与 SDB 相关的交感神经过度激活也可能诱导心肌细胞坏死及凋亡，从而导致心力衰竭患者的死亡率增加。

2. 睡眠障碍相关心力衰竭的临床表现

心力衰竭患者的症状和体征存在显著的个体差异，一些代偿能力较好的患者可能完全无症状和体征。然而，其他患者在活动时可能会有气短、胸闷、双下肢水肿、全身乏力、头晕等症状。临床医生往往容易忽略心力衰竭患者的睡眠管理，这对患者的治疗效果是不利的。因此，掌握临床中常见的睡眠呼吸障碍的临床表现至关重要。在临床上，睡眠呼吸暂停低通气综合征（sleep apnea hypopnea syndrome，SAHS）患者常见的临床症状主要包括夜间症状和日间症状。夜间，患者可能出现打鼾、旁人或床伴证实的呼吸暂停、憋气或喘息、缺乏睡眠恢复感、频繁夜起等；而在日间，患者可能会表现出嗜睡、注意力不集中、易怒等认知功能障碍。但在心力衰竭患者中，由于普遍存在的交感神经过度激活，SDB 合并心力衰竭患者日间过度嗜睡的情况相对少见。

3. 睡眠障碍相关心力衰竭的辅助检查

（1）评估心力衰竭相关检查。包括心电图监测、胸部影像学检查、生物标志物检测（如 B 型利尿钠肽或 N 末端 B 型利尿钠肽原、肌钙蛋白等）、超声心动图检查，以及其他特殊检查（包括心脏磁共振、冠脉造影 / 冠脉 CTA、负荷超声心动图、心肺运动试验、基因检测等）。

（2）评估睡眠呼吸障碍相关检查。睡眠障碍与心血管疾病的发生和发展紧密相关，当前国内外的相关临床指南一致建议，对于合并心血管疾病（如心力衰竭、心房颤动、难治性高血压、冠心病等）的患者，应进行针对性的睡眠评估和检查。

① PSG。整夜的 PSG 是确诊 OSA 及其严重程度的黄金标准。如果无法进行 PSG 或患者不配合，可以考虑使用睡眠中心外的睡眠监测，也称为家庭睡眠监测。

②多次睡眠潜伏期试验。为评估日间嗜睡程度的客观指标，已经接受最佳治疗的患者，若仍然表现出严重的日间嗜睡症状，可以通过这项检查来辅助判断是否同时患有其他睡眠障碍。

③量表评估。包括睡眠日记、Epworth 嗜睡量表、鼾声量表、柏林问卷、STOP-Bang 量表等。

④气道的评估。包括鼻咽内窥镜检查、Muller’s 试验、上气道三维 CT 重建或上气道核磁共振检查、食管内压力测定及药物诱导睡眠纤维喉镜检查等。

⑤动态 CO_2 监测。经皮 CO_2 分压测定可作为血气分析的替代手段，准确地反映睡眠期间 CO_2 变化，并能进行动态监测。该方法具有无创性、连续性，并能评估微循环等优点。

⑥合并症的相关评估。

4. 睡眠障碍相关心力衰竭的诊断

详尽地评估患者的病史、临床症状、体征及相关辅助检查，可以明确诊断出心力衰竭。至于睡眠呼吸障碍的诊断，目前国际上普遍采用 PSG 来进行睡眠的实时监测和记录。临床医生能够利用 PSG 对视力下降患者的睡眠呼吸暂停进行诊断，并且能够对患者的 SDB 进行分型，如 OSA 或 CSA。此外，依据 PSG 报告中的 AHI，可以对患者 SDB 的严重程度进行评估。当 AHI ＜5 次 / 小时时，视为正常；若 AHI 在 5 ～ 15 次 / 小时，则为轻度；若 AHI 在 15 ～ 30 次 / 小时，则为中度；而当 AHI＞30 次 / 小时时，则为重度。在临床实践中，合并睡眠呼吸障碍的心力衰竭患者可能还伴有其他类型的睡眠障碍疾病（如失眠等），在这种情况下，可以依据 PSG 及其他睡眠评估技术来发现并诊断其他睡眠障碍疾病。

5. 睡眠障碍相关心力衰竭的预防

（1）维持适宜的睡眠时长。每晚睡眠 7 ～ 8 小时，有助于将心力衰竭的风险降低 12%。适宜的睡眠时长在降低心力衰竭风险方面发挥着至关重要的作用。

（2）早起。早起可将心力衰竭的风险降低 8%。

（3）避免失眠。研究表明，避免失眠可将心力衰竭的风险降低 17%。因此，预防失眠在降低心力衰竭风险方面扮演着重要角色。

（4）避免打鼾。改善打鼾和睡眠呼吸暂停等症状，可将心力衰竭的风险降低 3%。

（5）避免日间嗜睡。确保充足的睡眠时间和良好的睡眠质量，以及减少日间的嗜睡行为，可以将心力衰竭的风险降低 34%。其中，避免日间嗜睡对于降低心力衰竭风险的贡献尤为显著。

（6）综合睡眠行为。相较于睡眠模式不健康的人群，那些拥有健康睡眠模式的受试者，其患心力衰竭的风险降低 42%。

（7）其他辅助方式。培养良好的生活习惯，保持规律的作息时间；避免午睡时间过长；晚餐适量进食；睡前可以进行短时间的散步，并用热水泡脚；睡前聆听舒缓的音乐，避免饮用刺激性饮料（如浓茶、咖啡等）；在医生的指导下合理使用镇静催眠药物。

（8）运动指导。对于患有慢性基础疾病的患者，建议在完成心肺运动试验后，根据结果制订个性化的运动计划。在专业心脏康复师的指导下进行运动，已被证明对心力衰竭患者有益。推荐的运动方式包括步行、骑自行车、打太极拳等，每次运动时间建议为 30 ～ 60 分钟。

6. 睡眠障碍相关心力衰竭的治疗

与睡眠障碍相关的心力衰竭的治疗主要集中在睡眠呼吸障碍上，目的是降低心力衰竭的发生率。治疗手段有药物治疗、一般治疗及器械治疗等。

（1）常规治疗。包括戒烟、戒酒、减轻体重、谨慎使用镇静催眠药物及其他可能引起或加剧睡眠呼吸暂停的药物、采取体位治疗（如侧卧睡眠、适当抬高床头）等，同时建议患者避免日间过度劳累，保持高质量的睡眠，防止睡眠不足，还要维持稳定的情绪。

（2）无创正压通气治疗。在进行压力滴定和选择无创正压通气之前，应依据规范的检查和诊断标准进行明确诊断。常见的治疗手段包括 CPAP 和 BiPAP。CPAP 是治疗睡眠呼吸障碍最有效的手段。有效的 CPAP 在缓解心力衰竭患者（特别是射血分数降低的患者）的呼吸暂停综合征症状和改善心脏功能方面发挥着至关重要的作用，它能够改善患者的情绪和提高生活质量、减少再入院率、降低医疗开支及改善患者的预后。此外，依从性高的患者能够从 CPAP 治疗中获得更大的益处。然而，与 OSA 相比，对于那些合并 CSA 且有症状的射血分数下降的心力衰竭患者，采用适应性伺服通气治疗可以显著减少患者 CSA 的发生，但这种治疗却导致患者全因死亡率及心血管疾病死亡率的大幅增加，因此，相关指南并不推荐使用适应性伺服通气治疗。

（3）药物治疗。当常规治疗无效时，可以考虑采用乙酰唑胺、茶碱等药物治疗，但须注意其适应证及潜在的药物毒副作用。

（4）氧疗。对于合并心力衰竭的患者，首要任务是提供有效的 CPAP 或 BiPAP 治疗，以解除上气道塌陷，消除阻塞性和中枢性呼吸事件，以及肺泡低通气。在此基础上，可以适当辅以氧疗。

（5）膈神经刺激技术。该技术涉及将电极直接放置或接近于膈神经，从而引发膈肌的收缩。近年来，随着暂时性膈肌神经刺激装置技术的进步，为机械通气患者的治疗带来了新的希望。结合正压通气与膈肌神经刺激，为机械通气提供了一种具有巨大潜力的创新方法，有望惠及多个器官系统。

（6）其他治疗。包括口腔矫治器、外科治疗及合并症的治疗等。

（7）康复治疗。心脏康复以运动为基石，为慢性心力衰竭患者带来了诸多益处。它不仅能够提升患者的运动耐力，还能显著提高他们的生活质量，缓解抑郁情绪，大幅度降低再住院的风险，并改善临床预后。心脏康复是一个包含医学评估、运动训练、心理咨询、营养咨询、教育及危险因素控制等多方面内容的综合医疗方案。在这些组成部分中，运动训练（如运动康复）是其核心。对于心力衰竭患者，应以有氧训练为主，辅以抗阻训练、柔韧训练、平衡运动训练和呼吸肌训练等。在开始任何运动计划之前，必须对患者进行全面的综合评估，以便根据评估结果和病情，提供精准、个性化、安全且有效的运动处方。

第三节　睡眠障碍对消化系统疾病的影响

消化系统的器官功能主要受到自主神经、交感神经和迷走神经的调控。在正常的睡眠周期中，交感神经与迷走神经维持着动态平衡，确保肠 – 脑互动的正常运作，进而调节胃肠道的感觉与运动，控制食欲，并维持正常的摄入量。然而，一旦出现睡眠障碍，交感神经的活性会增强，而迷走神经的活性则会降低，导致自主神经功能失调。这种失衡状态会干扰肠 – 脑互动，进而引发消化系统疾病，表现为腹痛、恶心、呕吐、腹胀、腹泻、便秘、食物通过困难或排便困难等症状。这些症状可归类为器质性胃肠疾病和功能性胃肠疾病。器质性疾病可根据病理学改变进行诊断，但对功能性胃肠病的了解仍然有限，缺乏有效的诊断和治疗手段。在过去十年中，人们对功能性胃肠病的认识有了显著提高。根据 2006 年发布的《罗马Ⅲ：功能性胃肠病》诊断标准分类，功能性胃肠病被细分为八大类，共计45种疾病，其中功能性消化不良和肠易激综合征最为常见。研究显示，约50%的功能性消化不良患者伴有不同程度的睡眠障碍，并且可能表现出多种类型的睡眠问题。此外，睡眠障碍与胃食管反流病（gastroesophageal reflux disease，GERD）和胃十二指肠溃疡等消化系统器质性疾病之间存在密切关系，并且会相互加剧。因此，在治疗原发病的同时，积极改善睡眠状况对于促进疾病的康复至关重要。

一、睡眠障碍对功能性消化不良的影响

睡眠障碍常常与功能性消化不良并发，后者是一组具有慢性或反复发作的胃肠道症状的疾病，这些症状无法用器质性疾病或其他异常来解释。功能性消化不良的临床特点包括高发病率、复杂的症状产生机制，可能涉及胃肠道运动、分泌和感觉的紊乱，以及机体对胃肠内脏感觉的超敏反应（即内脏高敏感现象）等。研究表明，遗传背景、社会经济状况、心理和精神应激因素等，在临床发病过程中十分重要。

在2016年发布的《罗马Ⅳ：功能性胃肠病》诊断标准中，功能性胃肠病被定义为一组根据胃肠道症状进行分类的疾病。这些症状的产生与多种因素相关，包括动力紊乱、内脏高敏感性、黏膜和免疫功能的改变、肠道菌群的变动，以及中枢神经系统处理功能的异常等。从单一的胃肠动力异常扩展到包括神经胃肠病学和脑–肠互动等多方面的异常，正式确立了脑–肠互动障碍的概念。功能性胃肠病的研究在全球范围内引起了广泛关注，其流行病学、发病机制、诊断和治疗方法等方面的研究也在持续深入。

1. 睡眠障碍相关功能性消化不良的发病机制

随着研究技术方法的革新，对胃肠疾病的理解从生物医学模式转变为生物–心理–社会模式，功能性消化不良得到了更深入的理解。2006年发布的《罗马Ⅲ：功能性胃肠病》诊断标准中明确指出，功能性消化不良的症状与多种因素紧密相关，已识别的因素包括遗传因素、胃肠动力的改变、内脏的高敏感性、黏膜免疫及炎症的变化（包括细菌菌群的变动）及神经系统因素等。功能性消化不良与睡眠障碍之间存在一定的联系，睡眠障碍在功能性消化不良患者中的共病率较高，尤其是与焦虑和抑郁的共病率较高。研究显示，改善睡眠障碍有助于缓解胃肠道

症状。

功能性消化不良与神经系统中的脑－肠轴之间存在着复杂的双向作用。脑－肠轴通过双向信息传递，将胃肠道的功能与大脑的情感和认知中心紧密相连。因此，无论是外部还是内在的感受信息，都可能影响胃肠道的感觉、运动、分泌和炎症反应等；反之，胃肠道的信息也可能影响痛觉中枢、情绪和行为等。功能性消化不良相关的睡眠障碍可能源于夜间胃肠道症状对睡眠过程的干扰，或胃肠与中枢神经系统相互作用的结果，抑或精神心理因素共同参与了睡眠障碍的发生机制。据文献报道，有 40% ～ 60% 的功能性消化不良患者存在不同程度的精神和心理障碍。国内一项多中心的大规模研究发现，在 943 名功能性消化不良患者中，有 9.0% 的患者存在焦虑状态，6.5% 的患者存在抑郁状态，而高达 49.7% 的功能性消化不良患者存在不同程度的睡眠障碍。

2. 睡眠障碍相关功能性消化不良的临床表现

功能性消化不良是一种普遍存在的消化系统疾病，其特点是在缺乏明显器质性病变的情况下，出现持续性或反复性的消化系统症状。功能性消化不良的常见症状包括以下 8 点。

（1）腹痛和不适。这是最常见的症状之一，可能表现为隐痛、胀痛或阵发性疼痛等，并可能出现在腹部的各个区域。

（2）胃胀。腹部感到充满气体或胀满感，可能伴有嗳气、打嗝或胃部饱胀感等。

（3）早饱感。进食少量食物后即感到饱胀或饱腹感，可能会引起食欲下降。

（4）恶心和呕吐。部分患者可能会有恶心和呕吐的症状，特别是在进食后或消化不良的情况下。

（5）食欲变化。可能引起食欲下降或食欲波动，有时甚至伴随体重减轻。

（6）消化不良。消化功能障碍可能导致食物无法被彻底消化和吸收，其表现可能包括胃酸倒流、胃灼热、酸痛或嗳气等症状。

（7）排便问题。可能引发排便问题，如便秘或腹泻，这些问题可能与肠道运动和排空调节失常有关。

（8）依据 2016 年发布的《罗马 IV ：功能性胃肠病》诊断标准，功能性消化不良必须符合以下 1 项或以上：餐后饱胀不适、早饱、上腹痛、上腹灼烧感。

3. 睡眠障碍相关功能性消化不良的辅助检查

针对睡眠相关功能性消化不良的辅助检查，以下是一些关键的检查方法。

（1）睡眠质量评估。采用匹兹堡睡眠质量指数（PSQI 量表）等专业的睡眠评估工具来评估患者的睡眠质量，这有助于揭示睡眠障碍与功能性消化不良症状之间的潜在联系。

（2）PSG。可见入睡潜伏期延长、夜间觉醒频繁、微觉醒次数增多、睡眠效率降低、睡眠结构异常、睡眠呼吸紊乱指数上升、夜间腿动及周期性腿动增多等症状；若伴有抑郁障碍，患者可能会出现早醒现象。

（3）心理状态评估。评估患者的心理状态，特别是焦虑和抑郁情绪，因为这些情绪问题可能与功能性消化不良的症状存在关联。

（4）实验室检查。包括血尿便常规、肝肾功能、生化常规、血沉等检查，以排除器质性疾病。

（5）影像学检查。包括 B 超、X 线、CT、MRI 等，用于检查消化道及肝、胆、胰、脾、肾等器官，排除器质性病变。

（6）内镜检查。依据 2006 年发布的《罗马Ⅲ：功能性胃肠病》诊断标准，功能性消化不良可细分为餐后不适综合征与上腹疼痛综合征两个子类型。内镜检查对于排除消化道的器质性病变具有重要作用。

（7）胃排空检查。通过胃排空测试来评估胃的排空功能，因为功能性消化不良患者中存在胃排空延迟的情况。

（8）胃感觉功能评估。使用超声检查等非侵入性方法来评估胃的舒张和感觉功能，这对于理解功能性消化不良的病理生理机制很重要。

（9）症状评定量表。使用胃肠道症状评定量表（GSRS）来评估消化症状，以确定与睡眠障碍相关的消化系统症状。这些检查方法有助于诊断功能性消化不良，并评估其与睡眠障碍的关系。通过这些辅助检查，医生可以更好地了解患者的病情，并制订相应的治疗计划。

4. 睡眠障碍相关功能性消化不良的预防

（1）保证充足的睡眠时间。不健康的睡眠模式，例如睡眠时间不足、睡眠质量低下或昼夜节律紊乱导致的睡眠剥夺，是诱发功能性消化不良的因素之一。提高睡眠质量有助于预防功能性消化不良的发生。

（2）避免熬夜。平时应避免熬夜，确保充足的睡眠时间，这有助于维持胃肠道的正常蠕动功能。

（3）改善睡眠质量。借助助眠药物，可以有效改善睡眠障碍，进而对功能性消化不良患者的胃肠道症状、焦虑症状，以及生活质量产生积极影响。

（4）适量运动。适度的户外运动有助于患者缓解负面情绪，改善精神心理状态，增强免疫力及改善胃肠道功能。

（5）减轻心理压力。对围绝经期功能性消化不良患者实施健康教育和心理干预，有助于预防并改善其功能性消化不良的症状。

（6）合理饮食。维持规律的饮食习惯，避免摄入过多油腻、辛辣及刺激性食物，增加蔬菜、水果及富含膳食纤维的食物摄入量，有助于维护消化系统的健康。

（7）改变生活习惯。培养健康的作息习惯，避免熬夜和过度劳累，减少吸烟、饮酒等不良嗜好。

（8）保持心理平衡。心理因素在功能性消化不良中扮演着重要角色。掌握压力缓解技巧，保持乐观和积极的心态，对于改善消化系统功能具有显著作用。

（9）避免不当用药。谨慎使用可能对胃肠黏膜造成损伤的药物，例如抗生素和非甾体抗炎药等，并在医生的指导下使用这些药物。

5. 睡眠障碍相关功能性消化不良的治疗

预防及治疗功能性消化不良应遵循综合治疗和个性化治疗的原则。

（1）改善神经功能失调与睡眠障碍的药物。抗抑郁药物能够调节神经中枢的内脏感知及精神心理因素，进而改善胃肠道的感觉功能。例如，小剂量的阿米替林、选择性 5- 羟色胺再摄取抑制剂等。这类药物建议从低剂量开始使用，并密切留意可能的不良反应。

（2）认知心理行为治疗。培养健康的生活习惯，避免咖啡、烟草、酒精及非甾体抗炎药的摄入；避免食用可能引发症状的食物；根据患者各自的特性，采取相应的心理治疗方法。

（3）改善胃肠功能的药物。

①抑酸剂。通常情况下，对于以上腹痛为主要症状的患者，可以考虑使用 H_2 受体拮抗剂或质子泵抑制剂。

②胃肠促动药。通常适用于上腹部胀满、早饱感、嗳气等为主要症状的患者。建议有针对性地使用多潘立酮、伊托必利等药物。

③胃动素激动剂。红霉素属于大环内酯类抗生素，能够作用于神经和平滑肌上的胃动素受体，引发强烈的胃窦收缩效应，从而改善胃轻瘫患者的胃排空状况。

④根除幽门螺杆菌治疗。对于一小部分有幽门螺杆菌感染的功能性消化不良患者，该方法可能有效。对于症状较为严重的患者，可以考虑使用。

⑤其他。可使用黏膜保护剂，例如氢氧化铝凝胶、铋剂、硫糖铝、麦滋林 –S 等。

二、睡眠障碍对 GERD 的影响

GERD 是一种由于胃内容物通过食管下括约肌反流至食管，引发烧心、反酸、胸骨后疼痛等症状，或造成食管及食管外组织损伤的疾病。睡眠相关性食管反流指的是在睡眠过程中，胃和十二指肠内容物通过食管下括约肌反流至食管，引起一系列 GERD 的症状及睡眠障碍。近年来，GERD 引起的食管外表现越来越受到临床关注，尤其是与 OSA 的关系。研究表明，大约 70% 的 GERD 患者同时患有 OSA，而 OSA 患者中 GERD 的合并率为 55.74%，且这一比例随着 OSA 的严重程度上升而增加。两者之间相互作用和影响。

1. 睡眠障碍相关 GERD 的发病机制

GERD 的成因复杂多样，涉及食管下括约肌功能障碍、腹部压力增加、胃排空延迟及食管蠕动功能减弱等因素。特别是在睡眠期间，食管酸清除能力的降低是导致夜间胃食管反流的关键因素。在健康状态下，食管下括约肌能够保持适当的张力，产生 10 ～ 35 mmHg 的食管压力，从而防止胃内容物的反流。然而，当食管下括约肌功能受损，食管压力降至低于 10 mmHg 时，一旦腹部压力升高，就容易发生反流现象。值得注意的是，食管下括约肌的紧张度存在明显的昼夜节律变化，通常在睡眠时达到最高，而在进食后降至最低。此外，一些药物，包括抗胆碱能药物、茶碱、苯二氮䓬类药物及钙通道阻滞剂等，都有可能降低食管下括约肌的基础压力，从而增加反流的风险。

（1）睡眠期间胃食管反流的现象加剧。在睡眠状态下，人体的多数器官处于休息状态，然而胃部的活动却更为活跃，分泌出更多的胃酸和消化酶，其腐蚀性也随之增强。由于睡眠时人体通常采取平躺姿势，胃液更易被挤压，从而引发胃食管反流。

（2）睡眠期间胃食管反流的潜在危害。相较于日间，人在睡眠状态下对胃食管反流的反应较弱，胃酸若反流至喉咙，可能会随着呼吸进入呼吸道，引发鼻炎、气管炎，甚至肺炎等疾病。

（3）GERD 与睡眠障碍的相互影响。研究表明，GERD 与睡眠障碍相互影响，即 GERD 可导致睡眠障碍，而睡眠障碍同样会影响 GERD 的发病及疗效。GERD 患者常有夜间反流、烧心等症状，这些症状会导致夜间睡眠障碍。

（4）睡眠期间的生理变化对 GERD 的影响。在睡眠状态下，食管的蠕动和唾液的分泌会减少，胃电活动的节律可能会出现紊乱，胃部的排空过程也会延迟，同时食管的清除能力降低。这些因素共同作用会导致食管酸性物质的接触时间增加，从而引发胃食管反流。

（5）GERD 与睡眠障碍的具体关联。有研究明确指出，GERD 与多种睡眠障碍紧密相关，包括持续睡眠时间缩短、入睡困难、睡眠中频繁惊醒、睡眠质量下降及晨起早醒等现象。剥夺睡眠后，食管对酸性灌注的痛觉敏感性增加，这表明 GERD 与睡眠障碍之间存在相互作用。

①阻塞性睡眠呼吸暂停低通气综合征（obstructive sleep apnea hypopnea syndrome，OSAHS）和 GERD 是呼吸系统和消化系统中常见的临床病症，它们在老年人、男性及肥胖人群中尤为普遍。近年来，越来越多的研究揭示了这两种疾病之间潜在的关联性。在人类胚胎发育过程中，呼吸道和食管都起源于前肠的后部，它们在解剖位置上相邻近，并且都起始于同一个管腔——咽腔，因此一个器官的功能障碍往往会导致另一个器官的功能出现相应的变化。研究指出，OSAHS 患者由于连续吸气导致胸腔压力降低和横膈压力升高，以及呼吸道阻塞引起的深吸气导致腹压升高，这些生理变化都可能诱发或加剧 GERD。

② GERD 不仅可以通过酸性刺激直接引发喉部痉挛，还能通过刺激食管远端的黏膜感受器，增强迷走神经反射，导致支气管痉挛。这使得 OSAHS 患者的气道阻力增加。长期且反复的刺激还可能提高气道的反应性。研究表明，患者的夜间反复觉醒可能与胃酸反流有关。同时，OSAHS 患者在夜间反复觉醒时，也会出现短暂的食管下括约肌松弛，这会加剧胃酸反流至食管。随着睡眠时间的延长和卧位时间的增加，胃酸反流的情况也可能加重。

2. 睡眠障碍相关 GERD 的临床表现

（1）胃灼热和反酸。胃灼热，又称为烧心，是指在胸骨后和剑突下区域感受到的烧灼感或不适，这种症状通常在进食后约 1 小时内出现。当患者平躺、弯腰或腹部压力增加时，症状更容易发生。胃内容物反流进入口腔时，常常带有酸性，这种现象被称为反酸。反酸通常伴随着胃灼热，是该病症最常见的症状。

（2）吞咽疼痛和吞咽困难。有严重食管炎或食管溃疡的患者可能会经历吞咽时的疼痛感，这种疼痛是由酸性反流物刺激食管上皮下的感觉神经末梢所引起的。反流物同样可以刺激机械感受器，导致食管痉挛性疼痛，疼痛在严重情况下可能表现为剧烈的刺痛，并可能放射至背部、腰部、肩部和颈部等，有时与心绞痛的症状相似。由于食管痉挛或功能紊乱，一些患者还会出现吞咽困难，且当食管狭窄发生时，吞咽困难会持续加剧。

（3）许多胃食管反流的患者同时伴有睡眠障碍，例如夜间容易醒来、微觉醒次数增多、睡眠呼吸暂停或低通气、睡眠期间周期性腿动、早醒及入睡困难等问题。

（4）其他反流物质刺激咽部黏膜可能导致咽喉炎，引起声带不适或异物感。当这些物质被吸入呼吸道时，可能会引发咳嗽、哮喘、夜间阵发性咳嗽和气喘，严重时甚至会导致吸入性肺炎和肺间质纤维化。

3. 睡眠障碍相关 GERD 的辅助检查

内镜检查和活检能够明确病变的性质和程度。此外，在 PSG 的辅助下，进行连续的食管内压力测定和 pH 值测定有助于诊断。胃食管反流通常在平卧或睡眠时发生，并且常伴有各种睡眠障碍。食管内压力测定显示，食管下括约肌的基础压力降低及食管蠕动功能减弱，而食管末端 pH 值＜4 且持续时间超过 30 秒，具有重要的临床诊断意义。

4. 睡眠障碍相关 GERD 的诊断

胃食管反流的临床表现复杂且缺乏特异性，因此必须采用综合诊断技术。GERD 的诊断标准主要包括以下 3 个方面。

（1）具有典型的反流、烧心和（或）反酸等症状，抑酸剂试验已被证实对治疗具有显著效果。

（2）上消化道内镜检查提示食管黏膜充血、糜烂等。

（3）非典型上消化道症状的患者，在进行上消化道内镜检查时未发现食管黏膜破损或 A 级 RE，但胃食管反流监测显示存在病理性反流。诊断通常依据症状表现或结合其他因素，例如对抑酸治疗的反应、食管胃十二指肠镜检查结果和

24 小时反流监测数据。当临床观察到不明原因的反复窒息、睡眠呼吸暂停、反复呕吐、吞咽困难、反复发生的慢性呼吸道感染、难治性哮喘、生长发育迟缓等症状时，应考虑胃食管反流的可能性。必须针对不同情况选择适当的辅助检查，以明确诊断。

5. 睡眠障碍相关 GERD 的预防

（1）抬高床头。在睡眠时抬高头部有助于减少夜间胃酸倒流的情况。研究显示，通过采取抬高头部的姿势或使用床楔等辅助工具，可以加快酸性物质的清除，从而使食管酸暴露时间减少 9% ～ 52%。建议将床头抬高 15 ～ 20 厘米。

（2）避免睡前进食。建议晚餐后等待 2 ～ 3 小时再就寝，以确保食物得到充分的初步消化，降低夜间胃酸倒流的可能性。同时，睡前 4 小时内避免进食，有助于将夜间胃内食物量和胃压降至最低。

（3）少食多餐。一次性摄入大量食物会增加胃的体积和压力，导致胃内容物更易反流至食管。减少每餐的食量，可以减轻胃部的负担，降低胃酸反流的风险。

（4）睡前不进食。当躺下时，重力作用减少，胃内容物更易反流至食管，特别是在胃部充满食物的情况下，因此建议避免在临睡前进食或饮用含咖啡因的饮料，这些行为可能会刺激胃酸分泌，从而加剧胃食管反流的症状。

（5）保持健康体重。超重或肥胖会增加腹部的压力，这种压力可能导致食管下括约肌功能的减弱，使得胃酸更易逆流进入食管。通过维持均衡的饮食和适量运动来控制体重，对于预防胃食管反流至关重要。

（6）戒烟限酒。吸烟与饮酒均会刺激胃酸的分泌，从而加剧 GERD 的症状。因此，戒烟限酒是缓解 GERD 症状的重要策略之一。

（7）左侧卧位。研究显示，采取左侧卧位可以减少 13% 的食管酸暴露时间，这是因为左侧卧位能降低反流事件的发生频率。此外，左侧卧位有助于缓解胃酸逆流，并促进胃肠蠕动，从而有效改善相关症状，并提高睡眠质量。

（8）避免摄入高脂肪和高酸性食物。高脂肪和高酸性食物会刺激胃酸的分泌，从而加剧胃食管反流的症状。因此，建议避免这类食物的摄入。

6. 睡眠障碍相关 GERD 的治疗

（1）治疗睡眠障碍相关胃食管反流的关键在于针对原发病的治疗。对于那些同时有睡眠呼吸暂停和 GERD 的患者，单独使用 CPAP 治疗或结合抑酸与抗反流治疗，均能有效缓解两种疾病的症状，减轻病情。然而，联合治疗的效果通常优于单一治疗。需要注意的是，镇静催眠药物（如苯二氮䓬类药物）会延长胃酸清除时间并降低食管下括约肌的张力，从而加重胃食管反流，因此不建议使用。睡眠质量会直接影响 GERD 患者的胃酸反流情况。因此，在对 GERD 患者进行诊断和治疗时，必须重视患者的睡眠状况，应尽早发现并提前进行干预治疗。

（2）一般治疗。一般治疗以改变生活方式为主，例如将床头抬高 15 ～ 20 厘米，利用重力作用增强夜间酸性物质的清除能力，从而减少夜间反流现象；戒烟限酒；限制摄入高脂肪、巧克力、茶和咖啡等食物。此外，避免在睡前 3 小时内进食，也有助于减少夜间反流。采取这些措施，约 25% 患者的症状可以得到改善。

（3）药物治疗。如果生活方式的改变无法缓解反流症状，那么应考虑实施系统的药物治疗。

① H_2 受体拮抗剂是目前临床治疗 GERD 的主要药物。这类药物通过与组胺竞争胃壁细胞上的 H_2 受体并结合，抑制组胺刺激壁细胞分泌胃酸的作用，减少胃酸的产生，从而降低反流液对食管黏膜的损害，缓解症状并促进受损食管黏膜的愈合。目前，临床上广泛使用的 H_2 受体拮抗剂有西咪替丁、雷尼替丁、法莫替丁和尼扎替丁等。

②质子泵抑制剂通过非竞争性且不可逆的抑制作用，阻断胃壁细胞内的质子泵，其抑酸效果比 H_2 受体阻断剂更为强大且持久。在临床上，奥美拉唑、兰索拉唑和泮托拉唑是常用的质子泵抑制剂。

③促进胃肠动力药物。GERD 是一种与胃肠动力相关的消化系统疾病，通常表现为食管和胃的运动功能异常。当 H_2 受体阻断剂和质子泵抑制剂治疗无效时，可以考虑使用促进胃肠动力的药物。这类药物在治疗 GERD 方面与 H_2 受体阻断剂具有相似的疗效，但对于伴有腹胀、嗳气等动力障碍症状的患者，其效果明显优于抑酸剂。常见的促进胃肠动力药物有甲氧氯普胺、多潘立酮、西沙必利和左舒必利等。

④黏膜保护剂。硫糖铝是一种局部作用的制剂，服用后对胃食管反流症状的控制和食管炎的愈合效果与标准剂量的 H_2 受体阻断剂相当。然而，也有学者提出硫糖铝对胃食管反流无效的观点。铝碳酸镁能够结合反流的胆酸，减少其对黏膜的损伤，并能作为物理屏障黏附于黏膜表面。目前，铝碳酸镁已在临床上得到广泛应用。

⑤联合治疗。对于那些抑酸剂治疗无效，并且通过食管内压力测定确认存在食管动力障碍的患者，可以尝试使用促动力药物与抑酸剂的联合治疗方案。研究显示，在 2 ～ 3 级食管炎患者中，采用西咪替丁与西沙必利的联合治疗相较于单独使用西咪替丁，能够更有效地缓解症状并促进食管炎的愈合。

第四节　睡眠障碍对慢性肾脏病的影响

一、实施睡眠主动健康可预防慢性肾脏病的发生

在肾脏病的各个阶段，患者常常伴有多种睡眠问题。特别是在慢性肾脏病（chronic kidney disease，CKD）和终末期肾脏病患者中，睡眠障碍的平均发病率高达 44%。值得注意的是，睡眠障碍可能在 CKD 的初期阶段就已显现，并贯穿整个 CKD 的病程。因此，有效治疗 CKD 患者的睡眠障碍，对于改善其预后和提高生活质量具有重要意义。

1.CKD 合并失眠

在 CKD 患者中，失眠是最普遍的睡眠障碍类型，其主要症状包括难以入睡、睡眠持续困难、早醒和多梦、睡眠质量低下及非恢复性睡眠等。睡眠的持续时间和质量对 CKD 患者的病情进展和预后有着直接影响。因此，改善 CKD 患者的失眠症状，能够显著提高其生活质量。

（1）CKD 与睡眠障碍的关系。

①肾功能与睡眠障碍。随着肾功能的逐渐衰退，CKD 患者所面临的睡眠障碍问题会变得更加严重。研究指出，处于 CKD 3 ～ 5 期的患者睡眠效率普遍较低，深度睡眠的时间明显减少，且这种状况会随着疾病的进展而持续恶化。

②炎症因子与褪黑素分泌。在 IgA 肾脏病患者体内，炎症因子可能会抑制褪黑素的分泌，从而干扰睡眠节律的神经内分泌调节。

③肾功能损害与代谢异常。肾功能障碍引起的代谢紊乱会直接影响控制睡眠的大脑区域。

④肾源性贫血与睡眠问题。在肾功能衰竭的阶段，肾源性贫血会加剧，红细胞生成素的分泌变得紊乱，这会导致人体铁离子的缺乏。铁离子的不足影响了脑

内的铁浓度及多巴胺神经递质的水平，从而引发了一系列睡眠问题，包括不宁腿综合征等。

⑤尿毒症毒素的影响。随着肾小球滤过率的降低，尿毒症毒素（如肌酐和尿素氮等）会在体内积累。这些有毒物质能够通过多种途径影响中枢神经系统，从而引发睡眠障碍。

⑥睡眠障碍的发生率。据不完全统计，当 CKD 发展至终末期肾脏病阶段时，睡眠障碍的发生率高达 44%。

⑦国外的研究表明，每晚睡眠时间≤5 小时的人群，与那些每晚睡眠 7 ～ 8 小时的人相比，患有蛋白尿的风险显著升高，肾功能衰退的速度也更快，同时与肾衰竭和死亡相关的风险亦有所增加。因此，保持良好的睡眠习惯对于预防 CKD 的发生具有重要作用。

⑧改善睡眠的建议。包括规律作息、睡眠时间管理、午间小憩、积极治疗并发症、纠正不良打鼾习惯、适度锻炼，以及药物治疗等。

综上所述，CKD 与睡眠障碍之间存在复杂的相互影响，因此在治疗 CKD 的过程中，必须综合考虑改善睡眠质量，以减少肾功能进一步恶化的风险。

（2）预防及治疗 CKD。为了促进睡眠健康，首要任务是培养良好的睡眠习惯，同时避免使用可能干扰睡眠的物质或药物。在考虑 CKD 患者的失眠问题时，必须综合考虑共病状况、代谢并发症、药物影响、生活方式、心理社会因素等多个方面。通过干预可控因素，例如调整透析时间、提升透析技术，以及对重度甲状旁腺功能亢进患者进行甲状旁腺切除术等，可以有效改善 CKD 患者的失眠症状。此外，培养良好的睡眠习惯和避免使用可能影响睡眠的药物也是至关重要的。对于慢性失眠患者，一线治疗方法应是认知行为疗法，而不建议长期依赖抗失眠药物。推荐使用外源性褪黑素及褪黑素受体激动剂（如阿戈美拉汀）等，以及苯二氮䓬类受体激动剂，并根据患者的肾功能调整剂量。

2.CKD 合并不宁腿综合征

不宁腿综合征是一种普遍存在的神经系统感觉运动障碍，其特征是在夜间或安静状态下，患者会感到双下肢极度不适，导致他们不得不频繁地移动下肢或下床走动，这严重影响睡眠质量。在一般人群中，不宁腿综合征的发病率为 3% ～ 7%，而在 CKD 患者中，这一比例可上升为 10% ～ 30%。对于接受透析治疗的终末期肾脏病患者，不宁腿综合征的发病率为 6.6% ～ 80%。然而，在肾脏移植后，不宁腿综合征的发病率会降至大约 4.8%。在 CKD 患者中，不宁腿综合征的发病可能与贫血、铁代谢异常及代谢性骨病等多种因素有关。因此，不宁腿综合征的早期诊断对于提高 CKD 患者（特别是终末期肾脏病患者）的生活质量至关重要。值得注意的是，对于终末期肾脏病患者而言，透析治疗可能会加剧不宁腿综合征的症状。

（1）CKD 与不宁腿综合征的关系。

①铁缺乏。CKD 患者常常伴有贫血，铁缺乏是一个普遍存在的问题。铁是人体制造血红蛋白的关键元素，缺铁会干扰血红蛋白的合成，从而引发贫血和疲劳等症状。此外，铁缺乏也被视为不宁腿综合征的一个主要诱因。有研究认为，当血浆铁蛋白的浓度低于 70 ug/L 时，可能会出现不宁腿综合征。

②神经递质失衡。铁质的缺乏可能直接影响多巴胺合成，而多巴胺是一种关键的神经递质，与不宁腿综合征的发病机理紧密相关。

③内环境紊乱和毒素蓄积。CKD 患者的体内环境紊乱、毒素积累及维生素缺乏等状况，可能与不宁腿综合征的发病存在关联。

④慢性疾病的影响。CKD 可能会引发睡眠障碍，如不宁腿综合征等。睡眠障碍的成因复杂多样，既与肾脏疾病相关，也与治疗方式及其引发的心理社会因素紧密相关。

⑤肾功能下降。随着肾脏功能的逐步衰退，身体难以有效排除代谢废物，调节水分、电解质平衡及酸碱平衡。这些变化亦可能波及神经系统，从而诱发不宁腿综合征。因此，CKD 可以通过多种机制影响神经系统，进而引发不宁腿综合征。对于 CKD 患者而言，认识并关注不宁腿综合征的症状，及时寻求医疗援助，对于提高生活质量至关重要。同时，医生在治疗 CKD 患者时，也应警惕不宁腿综合征的潜在风险，以便更全面地维护患者的健康。

（2）睡眠主动健康可以预防及治疗 CKD 合并不宁腿综合征。

①评估和消除可能加重症状的因素。包括改善缺铁性贫血、避免使用可能诱发或加重不宁腿综合征的药物（如多巴胺受体拮抗剂、抗抑郁药、抗组胺药、钙离子通道阻滞剂等）。

②适度的体育锻炼。渐进式的有氧运动训练对缓解症状具有积极作用。

③物理疗法。包括穿戴气动压缩装置、接受近红外光照疗法、进行重复经颅磁刺激、重复经颅电刺激及使用振动垫等。

④针灸疗法。针灸特定穴位（如合谷、太冲、足三里、三阴交、阳陵泉等）可缓解症状。

⑤补充铁剂。对于铁质缺乏的患者来说，及时补充铁元素至关重要。首选的治疗方法是口服补铁药物，若口服补铁药物无效，则可以考虑采用静脉注射铁剂。

⑥多巴胺受体激动剂。如普拉克索等，可以增加多巴胺水平，缓解症状。

⑦ $\alpha_2\delta$ 钙通道配体。代表药物有普瑞巴林、加巴喷丁等，用于治疗不宁腿综合征。

⑧阿片类受体激动剂。如美沙酮，用于治疗不宁腿综合征。

⑨抗癫痫药物。此类药物也有一定的治疗效果。

⑩镇静剂。包括氯硝西泮和艾司唑仑等，能够有效缓解患者的焦虑与紧张情绪，并有助于患者入睡。

⑪抗惊厥药物。包括加巴喷丁、卡马西平等，可以减少肌肉收缩和抽搐。

二、实施睡眠主动健康可预防睡眠呼吸暂停的发生

在 CKD 患者中，CSA 和 OSA 较为普遍。随着肾功能的减退，特别是肾小球滤过率的下降，睡眠呼吸障碍的发病率逐渐上升。在透析患者中，睡眠呼吸障碍的发病率高达 57%。临床表现通常包括不明显的睡眠呼吸暂停、轻微的鼾声、较低的体重指数，以及日间嗜睡不显著。值得注意的是，CSA 的发病率往往高于 OSA。

1.CKD 合并睡眠呼吸暂停

CKD 患者容易出现睡眠呼吸暂停，这可能与下列因素有关。

（1）慢性肾脏缺氧。CKD 患者体内可能会出现缺氧状况，这种状况可能影响呼吸中枢的敏感度，进而增加睡眠呼吸暂停的风险。

（2）激活肾素－血管紧张素系统。CKD 可通过激活肾素－血管紧张素系统而影响肾脏功能，导致肾小管间质损伤和肾小球硬化。这些变化可能会加速 CKD 的进展，并可能与睡眠呼吸暂停的发生存在关联。

（3）水钠潴留导致的上呼吸道水肿和气道塌陷。CKD 患者因肾小球滤过率下降，可能导致体内水分和钠的潴留。这种滞留现象有可能引起上呼吸道水肿和气道塌陷，进而引发或加剧睡眠呼吸暂停的情况。

（4）肾功能衰竭患者的尿毒症。对于肾功能衰竭患者而言，尿毒症同样是引发睡眠呼吸暂停综合征的一个关键因素。

（5）通气障碍和 CSA。在终末期肾脏病患者中，体内毒素的累积和慢性炎症的改变会损害上呼吸道黏膜的感觉功能，降低外周化学感受器的敏感性，从而导致通气障碍。此外，体内液体的滞留还会引起肺间质水肿，进而出现过度换气和 CSA。这些都是引发睡眠呼吸暂停的重要因素之一。

（6）OSA 的发病率与肾功能衰退。CKD 患者的 OSA 发病率是一般人群的 10 倍，且随着肾功能的衰退，OSA 的发病率也随之上升。血液透析患者中，OSA 的发病率高达 57%，夜间低氧血症的发病率也达到 48%。这些数据表明 CKD 与睡眠呼吸暂停之间存在复杂的关系，CKD 可能通过多种机制增加了患者发生睡眠呼吸暂停的风险。

2. 预防及治疗 CKD 合并睡眠呼吸暂停

（1）为了提升体育锻炼的效果并维持健康的生活方式，应避免吸烟、饮酒。吸烟可能会加剧呼吸道症状，而饮酒则可能导致打鼾、夜间呼吸障碍及低氧血症的情况恶化，特别是在睡前饮酒。

（2）对于肥胖人群，积极减轻体重和加强运动是至关重要的。鼾症患者往往伴随着血氧水平的下降，这可能导致高血压、心律失常、血液黏稠度增加，以及心脏负担加重，从而增加患心血管疾病的风险。因此，重视血压监测并按时服用降压药物是十分必要的。

（3）为了避免加重呼吸中枢的抑制，建议在睡前不要服用镇静剂或安眠药物。在睡眠时，采取侧卧位睡姿，特别是右侧卧位睡姿，可以防止舌、软腭和悬雍垂等松弛后坠，从而避免上气道堵塞的情况恶化。此外，可以在背部放置一个小皮球，以帮助维持侧卧位睡姿。

（4）无创气道正压通气是一种被广泛认可的治疗睡眠呼吸暂停综合征的有效手段，尤其对中度和重度患者具有显著的疗效。大多数此类患者通过此方法也能获得较为理想的治疗效果。

针对由睡眠呼吸暂停综合征引起的高血压，单一药物治疗往往效果有限，即便尝试多种药物组合或频繁调整降压方案，也难以将血压稳定在正常水平。实际上，血压的控制很大程度上取决于对睡眠呼吸暂停综合征的有效治疗，这在一定程度上可以减少降压药物的使用，甚至对于部分患者来说，可以完全停用降压药物。对于那些因气道阻塞而导致睡眠呼吸暂停综合征的患者，外科手术可以有效根除病因，实现显著的治疗效果。

第五节　睡眠障碍对内分泌代谢疾病的影响

随着研究的深入，越来越多的证据显示，各种类型的睡眠障碍都会对内分泌代谢系统造成影响。睡眠障碍通过多种机制作用于内分泌系统，包括直接改变激素分泌、影响代谢功能及扰乱神经内分泌系统的正常运作，最终导致内分泌代谢系统的紊乱。

一、睡眠障碍对内分泌系统的影响

1. 影响糖尿病的发病率

睡眠障碍会增加患 2 型糖尿病的风险。研究显示，在普通人群中，OSA 的发病率约为 17%，而在 2 型糖尿病患者中，这一比例为 58% ～ 86%。这说明睡眠对 2 型糖尿病的发展和控制至关重要。

2. 影响血糖控制

睡眠障碍与糖代谢异常及胰岛素抵抗有关。睡眠剥夺和睡眠片段化可引起机体血清和尿液中去甲肾上腺素和肾上腺素水平升高，导致交感神经和迷走神经的平衡发生改变，进而激活交感神经系统。这种变化会引发下丘脑 - 垂体 - 肾上腺轴和生长激素分泌的改变、炎症反应的加剧，以及食欲调节激素（如瘦素和胃饥饿素分泌等）的改变。睡眠时间和睡眠质量是影响个体血糖水平的独立风险因素，并且它们之间存在相互作用。只有当睡眠质量低下与睡眠时间少于 6 小时或超过 8 小时的情况同时出现时，才会与 2 型糖尿病的发病风险呈现统计学上的相关性。

3. 影响代谢

睡眠障碍与多种代谢紊乱紧密相关，特别是对糖代谢、胰岛素抵抗、性激素水平、肥胖症、电解质平衡、葡萄糖耐受不良及脂质代谢综合征等疾病的发生有显著影响。睡眠质量低下与胰岛素分泌减少存在显著关联，而 OSA 状态与外周胰岛素抵抗之间也有显著的相关性，这表明 OSA 可能对胰岛素分泌功能产生影响。良好的睡眠习惯能够改善糖尿病患者的代谢问题。例如，CPAP 技术能够改善伴有中、重度 OSAHS 的 2 型糖尿病患者的胰岛素敏感性，优化血脂代谢，降低体内应激激素水平，并显著减少血糖波动，缓解胰岛素抵抗。

4. 影响激素分泌

睡眠障碍可能会导致褪黑素分泌的减少，而褪黑素是一种关键的睡眠促进激素，其分泌不足会直接影响睡眠的质量。此外，孕激素水平过低同样会导致入睡困难和睡眠表浅的问题，而孕激素水平过高则可能使人感到昏昏欲睡。雌激素水平偏低时，可能出现夜汗和潮热等症状，进而降低睡眠的质量。

5. 影响自主神经和内分泌系统的功能

睡眠对于自主神经系统的功能（如心率、体温、呼吸等）具有重要的调节作用。同时，睡眠也对内分泌系统产生影响，比如维持能量代谢的平衡及分泌垂体激素、瘦素、胃饥饿素等。睡眠的片段化和微觉醒是导致糖尿病的关键因素，而衰老和各种睡眠障碍则多通过这一共同途径对糖代谢产生影响。

6. 影响神经内分泌系统

下丘脑 - 垂体 - 肾上腺轴和自主神经系统是与机体应激反应密切相关的两个主要神经内分泌系统。睡眠的片段化和微觉醒导致交感神经兴奋性升高、下丘脑 - 垂体 - 肾上腺轴功能紊乱及血液中儿茶酚胺与皮质醇水平上升。皮质醇是一种升糖激素，而儿茶酚胺的代谢促进作用也会导致糖原分解和糖异生增加，从而引起血糖水平升高。

7. 影响性激素的分泌

长期失眠会影响雄激素和雌激素的水平。这可能引发月经不规律、不孕、性功能障碍等健康问题。

二、睡眠障碍对糖尿病的影响

睡眠障碍在糖尿病的发展中扮演着至关重要的角色，同时糖尿病亦会对睡眠产生影响。2 型糖尿病患者的睡眠时长通常少于健康人群，这可能是糖尿病并发症导致的身体不适及心理社会因素所致。糖尿病可损害多个器官，影响中枢神经系统的神经递质分泌，进而导致自主神经功能紊乱，引发失眠、OSA、周期性肢体运动障碍等睡眠异常状况。由糖尿病并发症引起的神经痛和夜尿增多，不仅可能加剧睡眠障碍，还可能引发或加重抑郁和焦虑障碍，使得血糖控制变得更加困难，从而进一步影响患者的生活质量。

1. 睡眠障碍与糖尿病的关系

（1）睡眠障碍可能会引发糖尿病。

①睡眠障碍能够通过多种神经内分泌途径影响糖尿病患者的血糖调节，甚至诱发糖代谢异常和胰岛素抵抗等内分泌代谢紊乱。

②缺乏睡眠会触发应激反应，激活下丘脑－垂体－肾上腺轴，导致交感神经兴奋和皮质醇水平上升。这些变化会降低组织细胞对胰岛素的敏感性，减少外周组织对葡萄糖的利用，从而引起血糖水平升高。

③缺乏睡眠、瘦素水平降低均与生长素水平的升高有关，这可能引发食欲的增加，特别是对高碳水化合物和高热量食物的强烈渴望，从而提高肥胖和 2 型糖尿病的风险。

④褪黑素的合成与分泌与光线紧密相关，并展现出明显的昼夜节律性。睡眠的中断可能会干扰褪黑素的正常分泌，从而对血糖水平产生影响。

（2）糖尿病会导致睡眠障碍。

①长期的高血糖状况可能导致渗透性利尿，增加排尿次数，进而影响睡眠质量。

②在糖尿病患者中，低血糖患者睡眠障碍的发生率相对较高。低血糖发作期间，觉醒现象与体内激素水平的显著变化密切相关，特别是肾上腺素分泌的增加，这可能会导致睡眠障碍。

③糖尿病患者由于长期依赖口服药物、注射胰岛素，以及血糖控制不佳等原因，可能会承受心理压力，产生焦虑和抑郁情绪。这些情绪是影响睡眠质量的关键因素。

④糖尿病的多种并发症（如糖尿病神经病变和夜间低血糖等）同样可能引发睡眠障碍。睡眠障碍和糖尿病可以形成恶性循环，相互影响，相互加剧。糖尿病患者发生睡眠障碍的比率明显高于非糖尿病患者，睡眠质量低下和睡眠时间异常都会增加糖尿病并发症的发生率，并增加糖化血红蛋白水平升高的风险。

2. 睡眠障碍相关糖尿病的预防与治疗

糖尿病的治疗可以分为药物治疗和非药物治疗两大类，应当综合考虑患者的心理健康状况、血糖控制与睡眠障碍之间的相互作用选择治疗方式。

①对失眠的治疗。可参考慢性失眠治疗的相关内容。

②对阻塞性睡眠呼吸暂停综合征的治疗。对于中、重度阻塞性睡眠呼吸暂停综合征患者，可以采用无创正压通气治疗。短期的无创正压通气治疗能够改善夜间血糖水平，而长期治疗则有助于降低糖化血红蛋白，并恢复胰岛素的敏感性。对于符合手术指征的患者，可以考虑进行手术治疗。

③对于伴有高碳酸血症的 OSA 患者，在治疗基础疾病的同时，可以考虑使用呼吸兴奋剂（如茶碱等）；而对于没有高碳酸血症的 OSA 患者，则可以给予短效的非苯二氮䓬类药物。

④对于有不宁腿综合征和周期性肢体运动障碍的患者，建议在睡前口服普拉克索或加巴喷丁等药物。若存在铁代谢异常情况，则应补充铁剂。

三、睡眠障碍对甲状腺功能减退的影响

1. 甲状腺功能减退引起的睡眠障碍

（1）嗜睡。由于甲状腺功能减退症患者的身体代谢速率降低和神经兴奋性减弱，往往需要比正常人更长的睡眠时间，通常超过 7 ～ 9 小时。甲状腺激素水平的下降会影响交感神经系统的兴奋性，从而导致甲状腺功能减退症患者出现过度嗜睡的症状。

（2）失眠。甲状腺功能减退症的患者夜间可能会经历频繁的梦境，容易在半夜醒来，并且有时在醒来后难以重新入睡。这种情况可能是甲状腺激素的供应不足，对神经系统造成了损害，导致神经细胞的代谢速率下降。此外，甲状腺功能减退还可能引发抑郁或焦虑症状。反过来，焦虑和抑郁亦可引发失眠、易醒、睡眠质量低下等问题，从而形成一个恶性循环。

（3）睡眠障碍中，OSA 是最常见的类型，而甲状腺功能减退症是引发睡眠障碍的常见因素之一，其发病率为 10% ～ 11.5%。然而，亚临床甲状腺功能减退症与 OSA 共存的发病率尚未得到明确。当甲状腺功能减退症患者出现阻塞性睡眠呼吸暂停综合征时，夜间睡眠会反复遭受间歇性低氧血症的侵袭，这会干扰下丘脑 – 垂体 – 甲状腺轴的正常调节功能，进而导致促甲状腺激素的合成与释放减少，从而加剧甲状腺功能减退症状。在甲状腺功能减退状态下，由于甲状腺激素分泌不足，全身多个系统和组织的功能就会降低。此外，黏液蛋白在舌部和咽部的沉积会导致舌体增大，同时口、鼻、气管等黏膜的肿胀也会引起上气道狭窄和阻塞。呼吸肌和肺组织的黏液性水肿会削弱呼吸动力，使患者更容易合并或加重

呼吸暂停的情况。

（4）睡眠质量低下。研究显示，未经治疗的亚临床甲状腺功能减退与睡眠质量低下之间存在关联。相较于甲状腺功能正常的人群，甲状腺激素水平偏低的患者通常面临更长的睡眠潜伏期、更短的睡眠时长，以及对睡眠质量的较低满意度等问题。这些问题可能对甲状腺功能减退症患者的日常生活和健康产生严重影响，因此，及时就医并接受恰当的治疗至关重要。

2. 睡眠相关甲状腺功能减退的预防与治疗

（1）预防措施。

①确保每晚有 8 小时的高质量睡眠。营造一个黑暗、安静、凉爽的卧室环境；避免噪声干扰，采用合理的照明方案；夏季可开空调以调节适宜的温度；保持床铺整洁，并定期更换衣物以确保舒适度。

②加强睡眠卫生宣教。

③保持规律的作息时间，建议患者在临睡前减少交谈，以避免过度兴奋。指导患者采取适当的睡姿，并使用舒适的床上用品，以培养良好的睡眠习惯。

④强化心理护理，建立战胜疾病的信念，及时向患者普及疾病相关知识，帮助患者正确理解疾病，调整心态，减轻失眠患者的心理压力。

⑤对于甲状腺功能减退症患者而言，寻找适当的放松方式同样至关重要，这有助于缓解压力并提高睡眠质量。

（2）治疗。

①原发病治疗。T4 替代疗法能够改善部分患者的 OSA 症状，降低呼吸暂停事件的发生频率，并使 SaO_2 的下降，从而提升睡眠满意度和睡眠效率。随着甲状腺功能的逐步恢复，一些睡眠障碍问题亦可得到改善。

②治疗甲状腺功能减退引起的睡眠呼吸暂停。长期甲状腺功能减退可能导致上呼吸道结构的改变，因此即使通过药物治疗使甲状腺功能恢复正常，睡眠呼吸暂停的问题仍可能持续存在。确诊为甲状腺功能减退合并睡眠呼吸暂停的患者，应考虑联合使用无创正压通气治疗。对于那些同时有睡眠呼吸暂停和心血管疾病的患者，在进行甲状腺素替代治疗时需格外小心。如果甲状腺功能减退症患者的甲状腺功能迅速恢复至正常水平，可能会导致心血管疾病的发病率和死亡率增加。然而，如果在治疗过程中同时采用无创正压通气治疗，可以有效改善低氧血症、心绞痛和心律失常等，从而降低心血管疾病的发病率和死亡率。

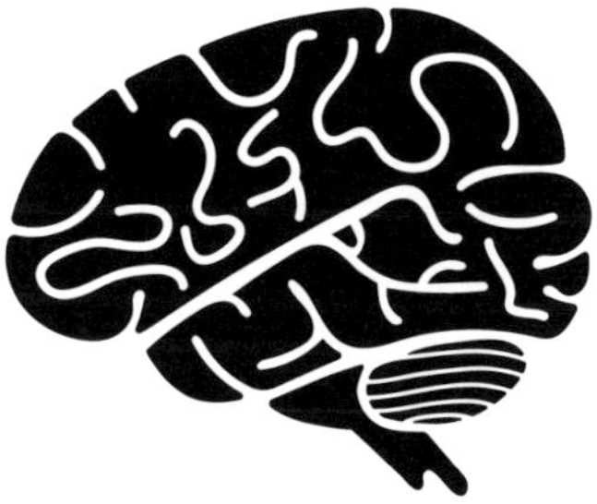

第四章

不同睡眠人群的主动健康策略

睡眠是生物进化中不可或缺的基本生命活动，占据了人生约 1/3 的时间，是人类生活中极为关键的组成部分。人类的睡眠周期主要分为非快速眼动睡眠期和快速眼动睡眠期，每 90 ～ 100 分钟循环一次，从非快速眼动睡眠过渡到快速眼动睡眠。睡眠对身体的能量代谢、免疫系统的调节、内分泌平衡，以及大脑功能的活动等生理过程具有至关重要的调节作用。优质的睡眠有助于恢复体力和精力、提高记忆力、增强免疫力等，是个人生存和发展的基石。然而，随着社会经济的快速发展和生活方式的改变，人们的睡眠时间正逐渐缩短，睡眠问题也日益突出。

长期失眠可能诱发睡眠障碍，睡眠障碍是一系列睡眠相关疾病的总称，涵盖了失眠、睡眠呼吸障碍等多种情况。睡眠障碍的高发率给个人、家庭乃至社会造成了重大负担。此外，睡眠障碍还可能引发抑郁、焦虑等精神心理问题，并可能增加患心脏病、糖尿病、高血压等疾病的风险或加剧病情。因此，睡眠医学研究是脑科学领域的前沿课题，也是关系到全民健康的重要问题。有些睡眠相关症状尚未有充分的临床证据支持其属于睡眠障碍，如短睡眠人群和长睡眠人群可能只是正常睡眠的生理变异等；而卧床时间过长可能包括了长睡眠人群，也可能是单纯的睡眠卫生习惯，并不一定带来不良后果。梦语症在儿童和成年人中均有较高的发病率，通常不会影响睡眠的总体结构和生理功能，但频繁发作可能预示着心理疾病。睡眠惊跳非常普遍，一般不会干扰正常睡眠，但若发作频繁，可能会导致入睡困难或夜间频繁醒来。这些症状介于正常睡眠和睡眠障碍之间。还有一些与睡眠相关的运动症状，如入睡期脊髓性肌阵挛和良性新生儿睡眠肌阵挛等，随着对这些疾病发病机制的逐渐了解，它们已被归类为睡眠相关运动障碍。尽管人们对睡前脚震颤、睡眠期交替性腿部肌肉运动和频繁局部肌阵挛等睡眠相关异常运动症状的病因和病理机制了解不足，但是在本书中，这些症状仍被归入睡眠的生理变异和可能的睡眠障碍。近年来，文献中报道的睡眠相关头部抽动在正常人群中很常见，但研究表明，频繁的头部抽动可能会导致睡眠障碍。尽管这一症状未被《睡眠障碍国际分类（第3版）》收录，但是为了方便读者参考和进一步研究，本书将其纳入讨论。睡眠呻吟在《睡眠障碍国际分类（第2版）》中被列为可能的异态睡眠，由于它仅在呼气时相出现，并与呼吸密切相关，因此在《睡眠障碍国际分类（第3版）》中，它被归类为可能的睡眠相关呼吸障碍。

保持优质的睡眠对于提升国民健康水平、增强社会生产力，以及推动经济和社会的可持续发展具有至关重要的作用，是构建“健康中国”的基础条件。我国的睡眠研究始于20世纪50年代，经过数十年的不懈努力，在睡眠–觉醒机制、睡眠障碍的病理机制及治疗策略等多个领域取得了显著的成就。随着科技的进步和公众对睡眠问题日益增长的关注，睡眠障碍的临床诊断和治疗水平正逐步与国际标准接轨。深入探究睡眠医学的历史、现状与未来，不仅有助于进一步规范睡眠诊疗工作，也将推动我国睡眠医学的标准化建设。

第一节　长睡眠人群睡眠主动健康策略

长睡眠指的是在24小时周期内，总睡眠时间＞10小时的睡眠模式。这类人群虽然每天的睡眠时间比一般人群的平均睡眠时间（如10小时）要长，但是他们通常不会出现睡眠结构异常或感到不适。长睡眠人群的睡眠生理、结构及睡眠效率通常都是正常的。

一、长睡眠人群的特点

长睡眠模式通常在童年时期开始，并在青春期之前稳定下来，随后贯穿个体的一生。通过睡眠日记或体动记录仪的记录可以确认，长睡眠人群每晚对睡眠的需求超过10小时，并且这种睡眠模式持续7天以上，因而被认定为长睡眠人群。长睡眠人群的睡眠生理、结构和效率基本上是正常的。只要能够满足他们对长时间睡眠的需求，长睡眠人群通常不会出现睡眠质量和日间嗜睡造成的不适感。他们在清醒时的情绪和行为表现也无异常。只有当睡眠时间少于上述标准，导致日间出现睡眠不足的症状时，长睡眠人群才会寻求医疗帮助。许多长睡眠人群因职业或学习的需求，在工作日和上学日每晚睡眠9小时便足以维持正常功能，但在周末和假期，他们需要增加睡眠时间至 12 小时或更多。

二、长睡眠人群的识别

（1）识别长睡眠是睡眠主动健康管理中至关重要的一个方面。长睡眠人群应检查自身是否存在其他类型的睡眠障碍、内科和神经系统疾病、精神障碍、药物滥用等问题。只有在确认自身没有睡眠紊乱的情况下，才能判断自己是否属于长睡眠人群，以确保能够维持正常的日间功能，同时保证睡眠的基本生理需求、睡眠结构和睡眠效率等均无异常。

（2）与长睡眠相鉴别的疾病包括发作性睡病、躯体或心理疾病所致的睡眠增多等。

（3）特发性睡眠过度是一种以日间过度嗜睡为特征的睡眠障碍，这种状况下，即使短暂小睡也无法恢复精力，且伴有早晨或小睡后难以清醒的“宿醉”感。与此相对，长睡眠人群在获得充足睡眠后，能够完全恢复精力。发作性睡病的典型症状包括日间频繁出现无法抗拒的睡眠发作、猝倒发作，以及夜间睡眠问题。猝倒发作是发作性睡病的一个显著特征，通常由诸如大笑或高兴等积极情绪触发，导致局部肌肉无力和身体动作增多。猝倒发作的临床表现与长睡眠人群存在显著差异，表现为头部下垂、上肢无力下垂、膝盖弯曲、身体前倾等，甚至可能跌倒。

（4）通常情况下，由于躯体或心理疾病导致的睡眠增多并非自儿童期便开始显现。病史记录表明，这种症状往往具有急性或亚急性发作的特点。睡眠量的增加与躯体或心理疾病之间存在紧密的联系，且通过 PSG 可以观察到睡眠结构的异常表现。

三、长睡眠人群睡眠主动健康策略的实施

（1）睡眠需求在个体之间存在显著差异，长睡眠人群不应将长时间睡眠视为一种有益行为。实际上，睡眠并非越多越好，为了维护健康，改变不良的睡眠习惯至关重要。长睡眠人群应积极审视自己的睡眠模式，探究长时间睡眠是否可能引起精神和身体上的变化（如体重增加、社交活动减少、焦虑和抑郁等），以及是否会对家庭生活和工作产生不利影响。

（2）对于习惯长时间睡眠的人群来说，建议积极尝试调整或减少夜间睡眠时

间，并培养良好的睡眠卫生习惯。努力保持每天一致的就寝和起床时间，有助于调整生物钟。同时，适度参与体育锻炼（如游泳、练习八段锦、打球、爬山等），可以有效提高睡眠质量。在日常生活中，长睡眠人群应减少咖啡因和糖分的摄入。若出现精神或心理方面的问题，应及时向专业医疗卫生机构寻求帮助。

（3）潮湿和阴暗的环境可能会使长睡眠人群感到更加困倦，并延长睡眠时间。因此，建议长睡眠人群改善睡眠环境，主动营造一个健康、通风、干燥且卫生的睡眠空间。

（4）长睡眠人群应认识到某些行为可能对心理健康产生负面影响，进而影响睡眠质量。例如，试图通过增加睡眠时间来缓解疲劳感，可能会加剧抑郁症状，而抑郁本身又会使人感到更加疲倦。

第二节　短睡眠人群睡眠主动健康策略

短睡眠是指每天睡眠时间<6 小时的睡眠模式，是正常睡眠的生理变异。

一、短睡眠人群的特点

短睡眠人群是指在 24 h 内的睡眠时间与其同年龄组相比明显减少，并少于同年龄组正常最短睡眠时间 75% 的人群。此类人群主诉失眠，但没有关于睡眠质量的问题，且在日间没有思睡的感觉。家族中有多发趋势，以青壮年男性多见。

二、短睡眠人群的识别

（1）在进行 PSG 时，短睡眠人群显示出较短的入睡潜伏期，并且在睡眠过程中很少出现觉醒。与同龄人相比，他们的非快速眼动睡眠 N3 期的睡眠绝对量没有差异，然而非快速眼动睡眠 N2 期和快速眼动睡眠期的睡眠绝对量明显减少。此外，进行 PSG 时，必须排除其他类型的睡眠障碍（如睡眠呼吸暂停或周期性肢体运动障碍等）。短睡眠人群在正常觉醒后，若尝试继续睡眠，往往无法再次入睡。在日间多次睡眠潜伏时间试验中，平均睡眠潜伏期通常保持在正常范围内，但部分短睡眠人群在日间表现出较短的睡眠潜伏期。

（2）尽管短睡眠人群睡眠时间较短，但是他们的日常基本功能似乎未受影响，这导致许多年轻人持续熬夜。然而，长期的睡眠剥夺可能对他们的身体机能产生影响，包括大脑功能、肝脏代谢和情绪变化等。普通正常人群可以在排除其他疾病的情况下，自我检查 24 小时内常规睡眠时间是否少于 6 小时，但并没有睡眠质量和数量不足的主诉。例如，如果某人在夜间只睡 5 小时，但在清醒时其行为和情绪没有异常，即没有所谓的起床气和缺乏精力去完成日常任务。

三、短睡眠人群睡眠主动健康策略的实施

1. 改善睡眠卫生习惯

短睡眠人群应确立规律的作息时间表，调整生物钟。日间应尽量减少睡眠时间，若夜间睡眠不足，日间应尽量增加午睡时间。夜间应避免在黑暗中使用电子产品，因为蓝光会干扰生物节律和褪黑素的产生，导致短睡眠人群更难以入睡。

2. 营造优质的睡眠环境

确保夜间睡眠环境温暖、舒适、空气流通且光线适宜。选择舒适的床上用品，如被子、枕头和床垫等，以促进良好的睡眠。

3. 寻求专业医疗卫生机构的帮助

在专业医疗卫生机构的指导下，利用医疗技术缓解夜间睡眠短的困扰。通过药物治疗、睡眠行为认知疗法和物理治疗，逐步提升睡眠的质量。

4. 保持健康的饮食和生活习惯

晚上应避免摄入含咖啡因的饮料或食物，日间可以进行适度运动，但睡前应避免剧烈运动，可进行低强度的有氧运动和伸展运动等。这些活动不仅能提高身体素质，还能促进夜间睡眠。

5. 确保夜间环境安静

保持卧室环境的安静，如果存在不可避免的室外噪声，可以考虑安装隔音窗户或其他隔音设备。此外，播放轻柔音乐也有助于减轻噪声的影响。

6. 自我观察和记录

短睡眠人群应在日常生活中应记录自己短睡眠期的表现，以及是否在工作中受到其影响。了解短睡眠与失眠的区别及其潜在危害，并及时向专业医疗卫生机构寻求帮助。

第三节　卧床时间过多人群睡眠主动健康策略

过度卧床人群通常会表现出孤立的失眠症状，例如睡眠潜伏期的延长或夜间清醒时间的增加。尽管如此，他们并不伴有日间功能障碍的症状，或者并不抱怨失眠问题。目前，对于卧床时间过多并没有一个明确的时间定义，相关的流行病学资料也相对匮乏。

一、卧床时间过多人群的特点

通常情况下，随着年龄的增长，卧床时间会逐渐增加。在儿童中，这种情况可能发生在父母或照护者不适当地安排孩子的睡眠时间，例如父母习惯性地为孩子安排过多的床上休息时间。对于成年人来说，卧床时间过多的现象常见于那些没有睡眠问题主诉的人群，他们的卧床时间明显超过了实际睡眠所需。许多老年人会花费过多的时间在床上，部分原因是为了补偿睡眠中断。一些老年人认为他们应该像年轻时那样能够睡得着，而另一些老年人则认为，他们一生早起努力工作，退休后有权利睡得更久，因此延长的清醒期并不会让他们感到困扰。

二、卧床时间过多人群的识别

（1）当前的实验性研究表明，卧床时间与主观睡眠障碍、客观总睡眠时间、睡眠潜伏期，以及睡眠连续性之间并没有明确的直接联系。应当排除因其他疾病治疗需求导致的卧床时间增加，因为这种情况下卧床时间的延长是为了疾病恢复或应对治疗的需要。此外，过度使用电子产品也会导致成年人卧床时间增长。有些人认为，由于工作疲劳，他们应该增加睡眠时间，甚至不应该离开床铺，即使在清醒状态下在床上使用电子产品也被视为一种极大的享受和满足。

（2）身体或心理的疾病同样可能导致睡眠时间增加，进而引起卧床时间过长。这类人群卧床时间过长的发生率相对较高。

三、卧床时间过多人群睡眠主动健康策略的实施

（1）那些长时间卧床的人群应当改善自己的睡眠卫生习惯，建立规律的作息时间表，调整生物钟，尽量减少卧床时间，最好不超过 9 小时。长时间卧床而无

法入睡或不愿起床等对身体是有害的，不应误以为卧床时间越长越容易入睡，更不能养成赖床的习惯。应尽量保持每天一致的入睡和起床时间，维持稳定的睡眠周期，有助于生物钟的正常调整。

（2）许多人喜欢在床上使用手机和其他电子设备，这不仅会延长卧床时间，还可能对健康造成损害，因此应尽量避免这种行为。

（3）为了减少不必要的卧床时间，日间可以进行适度的运动，例如低强度的有氧运动、伸展运动或短时高强度训练等。这些活动不仅能提高身体素质，还能促进夜间睡眠，防止卧床时间过多对睡眠和身体健康产生负面影响。

（4）卧床时间过多的人群应进行自我观察和记录，并学习关于睡眠生理变异的基础知识。如有需要，应寻求专业医疗卫生机构的帮助，并与医务人员合作，积极执行科学的健康睡眠计划。

（5）卧床时间过多可能会导致心理健康问题，进而影响睡眠质量。例如，为了缓解疲劳感而增加睡眠时间，这可能会加剧抑郁症状。如果出现上述心理问题，应及时调整生活方式，并寻求专业医疗援助。

第四节　原发性鼾症人群睡眠主动健康策略

原发性鼾症，亦称为习惯性打鼾或单纯性打鼾，通常简称为鼾症。在睡眠过程中，患者会周期性地发出鼾声，这些鼾声的响度可大可小。虽然鼾声可能干扰到同床伴侣的休息，甚至有时足以将患者本人从睡梦中惊醒，但是除了打鼾，患者通常不会出现晨起头痛、疲劳、嗜睡等睡眠呼吸障碍的典型症状。此外，患者也不会表现出呼吸暂停、低通气和呼吸努力相关微觉醒，以及肺部换气不足等现象。因此，这种类型的打鼾被定义为原发性鼾症。

一、原发性鼾症人群的特点

原发性鼾症是一种以打鼾为显著表现的睡眠呼吸障碍性疾病，学术界普遍认为它是睡眠呼吸障碍的初期形式。这种鼾声的产生是由于气流通过狭窄的呼吸道时引发的振动。原发性鼾症人群通常不会伴随其他明显的睡眠障碍症状，例如呼吸暂停或低氧血症等。

二、原发性鼾症人群的识别

对于打鼾患者，应进行临床检查、行 PSG 或在睡眠中心进行睡眠监测，以排除 OSA 的可能性。在 PSG 中，应确保没有睡眠片段化、没有睡眠期间的低氧血症及日间嗜睡等症状，且 AHI ＜5 次 / 小时。此外，监测结果应显示在 N3 期睡眠或快速眼动睡眠期间，鼾声达到最大值。

（1）体格检查显示，原发性鼾症人群可能表现出过度肥胖、颈部短粗、下颌口腔开口度减小、咽腔狭窄、扁桃体异常、软腭肥厚及舌根肥厚等特征。需要注意的是，这些体征并非原发性鼾症人群的特异性标志，因此仅供诊断参考。

（2）在睡眠监测中，原发性鼾症人群通常不会出现气道阻力增加、呼吸暂停、低通气或低氧血症等现象，这与可能引起打鼾的其他疾病（如上气道阻力综合征等）形成了明显区别。

（3）年龄和体重因素。随着年龄和体重的增加，原发性鼾症患者的症状可能会变得更加频繁。然而，这一趋势并非普遍适用，因为个体差异可能导致不同的表现。

三、原发性鼾症人群睡眠主动健康策略的实施

（1）调整生活习惯。建议采取侧卧睡姿，尤其是右侧卧位睡姿，这有助于降低呼吸道阻塞的风险，也可以在背部放置一个小皮球，以辅助保持侧卧姿势。

（2）积极减肥。肥胖是引起打鼾的主要原因之一，通过减轻体重可以显著降低呼吸道阻塞的风险。

（3）合理调整饮食。晚餐不宜过量，避免饮酒和食用辛辣刺激性食物，以防止喉部肌肉松弛，从而减少呼吸道阻塞的可能性。

（4）戒烟。烟草中的尼古丁会导致喉部肌肉松弛，戒烟有助于改善打鼾症状。

（5）适度锻炼。适度的体育活动能够增强体质，提高睡眠质量，有助于减少打鼾。

（6）尝试物理治疗。物理治疗是一种非侵入性且成本较低的治疗方式，通过使用定制的口腔器械将下颌固定在适当的位置，以打开呼吸道并缓解打鼾症状。虽然需要一段时间适应，但是通常效果显著。

（7）考虑手术治疗。如果保守治疗方法无效，手术治疗可能是一个可行的选择。常见的手术方法包括腭咽成形术、悬雍垂腭咽成形术和激光悬雍垂腭咽成形术等，这些方法通常能取得良好的效果。但在选择手术前，应充分了解个人的病情。

第五节　睡眠呻吟人群睡眠主动健康策略

睡眠呻吟，也被称为夜间呻吟，是一种罕见的睡眠障碍。其主要特征是在睡眠期间呼气相延长，并伴随着单调、类似呻吟的声音。根据《睡眠障碍国际分类（第3版）》，睡眠呻吟被视为一种独立的睡眠呼吸障碍或睡眠正常变异事件，归类于睡眠呼吸障碍中。

一、睡眠呻吟人群的特点

睡眠呻吟是一种独特的睡眠现象，其特征是呼气相延长并发出单调的呻吟声。这种现象通常出现在快动眼睡眠期，即梦境生动的阶段，该阶段一般发生在睡眠的后半部分。尽管睡眠呻吟对生理功能的影响有限，但是患者在次日可能会出现一些不适症状。目前，关于其病因和治疗方法的研究仍在进行中。

（1）睡眠阶段相关性。典型的睡眠呻吟通常发生在快动眼睡眠期，这是梦境生动且活跃的阶段。

（2）无明显生理影响。尽管患者在夜间发作时可能会发出呻吟声，但是他们的血氧饱和度保持正常，呻吟声并不会导致他们醒来。然而，次日可能会出现口干、声音嘶哑、注意力不集中、头痛等症状。

（3）病因和发病机制不明确。目前，对于睡眠呻吟的病因、发病机制，以及其发生的睡眠时相尚不完全清楚。

（4）治疗效果有限。目前，对于睡眠呻吟的治疗尚无特定的疗法。可以尝试使用苯二氮䓬类药物、抗抑郁药物或抗癫痫药物，但其确切疗效尚未得到确定。

二、睡眠呻吟人群的识别

睡眠呻吟的声音类似于伸懒腰或用力时嗓子发出的声音，可以与打鼾和说梦话轻易区分开来。识别睡眠呻吟主要依据其声音特征和发生时机。

1. 声音特征

睡眠呻吟通常表现为一种单调的、类似于元音“a”“o”或“e”的声音。这种声音被描述为响亮的“嗡嗡”声或咆哮声。录音分析显示，睡眠呻吟的声音或长或短，但通常表现为一种持续的声音。此外，与打鼾和说梦话不同，睡眠呻吟主要发生在呼气阶段，而打鼾通常发生在吸气阶段，梦话则是复杂且具有音调变化的声音。

2. 发生时机

睡眠呻吟主要出现在快速眼动睡眠期，这是人们做梦且梦境生动的阶段。尽管夜间睡眠会周期性地在非快速眼动睡眠和快速眼动睡眠之间转换，但是睡眠呻吟通常发生在后半夜。值得注意的是，尽管睡眠呻吟可能与某些健康问题相关（如癫痫发作或 OSA 等），但是在大多数情况下，并不会对健康造成严重影响。然而，如果睡眠呻吟影响了个人的睡眠质量或导致伴侣无法入睡，建议寻求医生的帮助。

三、睡眠呻吟人群睡眠主动健康策略的实施

1. 自我监测与记录

借助录音设备或伴侣的反馈，识别自己是否属于睡眠呻吟者，并记录下症状出现的频率、持续时间及严重程度，以便更有效地掌握和管理自己的睡眠状况。

2. 寻求专业帮助

一旦确认自己有睡眠呻吟症状，应尽早咨询医生或睡眠专家，他们可以提供专业的诊断和治疗建议，帮助患者确定发生睡眠呻吟的潜在原因，并制订个性化的治疗方案。

3. 改善生活习惯

睡眠问题可能与生活习惯紧密相关，因此调整生活方式对解决睡眠问题有所帮助。例如，保持规律的作息时间，避免过度劳累和压力，减少酒精和咖啡因的摄入，以及进行适当的体育锻炼等。

4. 改善睡眠环境

优化睡眠环境同样有助于缓解睡眠呻吟症状。确保卧室安静、舒适和温暖，选用适宜的床垫和枕头等，并减少噪声和光线的干扰。

5. 遵循治疗建议

若医生已提供治疗方案，务必依照建议接受治疗。这可能包括药物治疗、行为疗法或其他形式的治疗。持续治疗并定期复诊，以确保症状得到有效控制。

第六节　梦语症人群睡眠主动健康策略

睡眠中无意识地讲话、唱歌、哭笑或发出声音，清醒后不能回忆。可因情感应激、发热或其他类型的睡眠障碍而诱发。

一、梦语症人群的特点

1. 睡眠中讲话

在睡眠过程中，患有梦语症的人可能会不自觉地发出声音或进行言语表达。这些话语可能是清晰的，也可能是模糊的，内容可能与日常生活相关，也可能是无意义的音节组合。

2. 无意识发出声音

除言语表达外，梦语症患者还可能发出其他类型的声音，如呻吟、喊叫、叹息等。这些声音通常是无意识的，他们在醒来后往往对此毫无记忆。

3. 清醒后不能回忆

大多数患有梦语症人在清醒后无法回想起自己在睡眠中说过的话语或发出的声音。他们可能会对这种现象感到困惑和不安。

4. 可由情感应激诱发

情感应激是梦语症的一个常见诱因。过度的焦虑、紧张或情绪波动等均可能引发梦语症。

5. 可由其他睡眠障碍诱发

梦游症也可能与其他睡眠障碍同时出现，如睡眠呼吸暂停、不宁腿综合征等。这些障碍可能会干扰患者的正常睡眠模式，从而诱发梦游症。

6. 需要专业心理治疗

对于梦语症人群而言，专业的心理治疗至关重要。心理治疗能够协助这类人群识别并应对可能引发梦语症的情感困扰和心理压力。

7. 可能需要药物治疗

在特定情况下，医生可能会考虑采用药物治疗梦语症。例如，抗焦虑药物或镇静剂可能有助于缓解梦语症症状。然而，药物治疗通常应在医生的指导下进行，并密切监测药物的潜在副作用。

8. 可辅助中药调理

在中医理论中，梦语症可能与心神不宁、脏腑失调等因素有关。因此，一些患者可能会选择辅助中药调理来改善这一症状。中药调理需要根据患者的具体体质和症状进行个性化治疗，通常需要在中医医生的指导下进行。

二、梦语症人群的识别

识别梦语症，可以从以下 4 个方面进行观察。

1. 睡眠中的声音

患有梦语症的人在睡眠期间会发出各种声响，这些声响可能包括说话、歌唱、哭泣、笑声和嘟囔等。这些声音可能发音不清晰，也可能是些无意义的片段，甚至是模糊且难以解读的声响。

2. 无法回忆

患有梦语症的人在清醒后通常无法回忆起自己在睡眠中说了什么或发出了哪些声音。这是梦语症的一个显著特征，也是与其他睡眠障碍相区别的标志。

3. 无意识的行为

患有梦语症的人在睡眠期间会无意识地说话或发出声音，他们往往无法控制这些行为。

4. 情感应激和其他睡眠障碍

梦语症可能由情感应激、发热或其他类型的睡眠障碍引发。因此，如果在观察自身有上述特征的同时，还伴有情感应激或其他睡眠障碍的症状，那么可能是梦语症的表现。需要注意的是，梦语症虽然很常见，但是一般预后良好，不需特殊治疗。然而，如果梦语症频繁发生，并影响到患者的睡眠质量和生活质量，或与某些精神、躯体疾病有关，那么就需要及时去医院进行诊断和治疗。在诊断梦语症时，一般可通过患者或家人的主诉来明确诊断。同时，医生可能会根据患者的具体情况，采用科学的方法进行评估和治疗。

三、梦语症人群睡眠主动健康策略的实施

1. 自我观察和记录

梦语症人群可以通过自我观察和记录，了解自己在睡眠中讲话的频率、内容和情境等。这有助于他们更深入地认识自己的梦语症，并在必要时寻求专业的医疗帮助。

2. 改善生活习惯

梦语症可能与不良的生活习惯有关，如过度疲劳、压力过大、饮食不规律等。因此，梦语症人群可以通过调整作息时间、保持良好的饮食习惯、加强锻炼等方法，改善自己的生活习惯，从而减少梦语症的发生。

3. 调整睡眠环境

一个舒适且安静的睡眠环境有助于降低梦语症的发生概率。梦语症患者可以尝试调整自己的睡眠环境，如调节房间的温度、光线和声音等，以适于休息和睡眠。

4. 寻求专业帮助

若梦语症频繁发作，并对其睡眠及生活质量造成影响，或与某些精神、躯体疾病相关联，应立即前往医院接受诊断与治疗。梦语症人群应主动寻求专业医生的协助，深入了解自身病情，并接受科学的治疗。

5. 心理调适

梦语症可能与心理状态紧密相关。因此，梦语症人群可以通过心理咨询、放松训练等方法调整自己的心理状态，减轻焦虑、紧张等负面情绪的影响，从而降低梦语症的发作频率。

第七节　睡眠惊跳人群睡眠主动健康策略

一、睡眠惊跳人群的特点

睡眠惊跳是一种突然短暂、不自觉的肌肉收缩，常发生在入睡初期，60%～70%的健康成年人会在某个时间点经历这种现象。主要原因可能包括疲劳或缺乏

睡眠等。

二、睡眠惊跳人群的识别

惊跳人群的主要表现为在睡眠开始的时候，下肢突然发生单次短促的肌肉收缩，导致下肢的抽搐或惊跳，有时累及躯干、上肢及头部，通常不对称。偶尔波及整个身体，惊跳的发生或由刺激引起，发作的时候常常伴有噩梦，与具体的坠落感或腾空感有关系，可伴随一声尖叫。惊跳发作没有使患者醒来，且连续多次惊跳发作的情况比较少见，慢性严重睡眠惊跳发作可导致患者害怕入睡，或引起慢性焦虑症状，甚至出现睡眠剥夺现象。

三、睡眠惊跳人群主动健康策略的实施

1. 放松心情缓解焦虑

放松心情和缓解焦虑对于改善睡眠质量具有至关重要的作用。通过心理干预（如认知行为疗法），可以有效地减轻焦虑和抑郁症状，从而减少睡眠惊跳的发生。深呼吸、冥想等放松技巧有助于减少心理压力，提高睡眠质量。

2. 改善睡眠习惯

改善睡眠习惯同样是减少睡眠惊跳现象的关键。2019 年，在一项由李伟等人开展的研究中，发现规律作息、避免熬夜、保持充足的睡眠时间等良好的睡眠习惯能够显著降低睡眠惊跳的发生频率。

3. 创造舒适的睡眠环境

营造一个舒适、宁静、温馨的睡眠环境，有助于提高睡眠质量，降低睡眠中断的频率。适度调节房间的温度、光线和噪声水平等，可以显著减少睡眠中断的发生。

4. 避免刺激性物质的摄入

摄入咖啡因、尼古丁等物质可能会增加睡眠惊跳的风险。因此，建议避免在睡前饮用含咖啡因的饮料，以降低睡眠惊跳发生的可能性。

5. 规律作息与锻炼

规律作息和适度的体育锻炼对于提高睡眠质量、减少睡眠中断具有显著的正面影响。定期参与有氧运动（如慢跑、瑜伽等），能够增强身体的耐力和放松能力，进而降低睡眠中断的频率。

6. 掌握放松技巧

掌握多种放松技巧（如深呼吸、渐进性肌肉放松及冥想等），有助于降低睡眠惊跳的发生。

7. 保持床单的清洁与干燥

保持床单的清洁与干燥有助于营造一个更为舒适的睡眠环境，进而减少睡眠惊跳的频率。

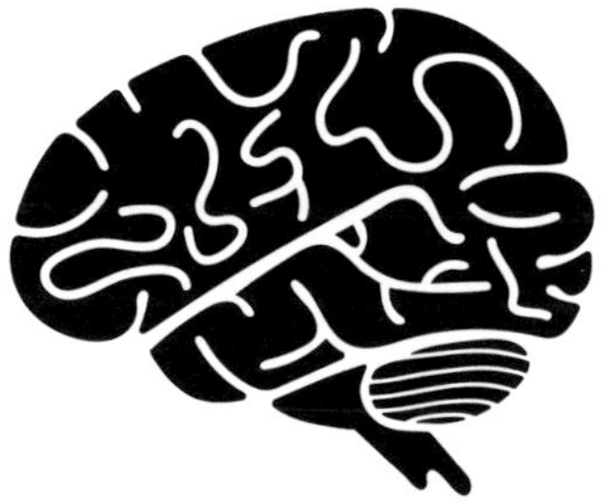

第五章

睡眠主动健康管理体系的构建

第一节　构建睡眠主动健康管理体系的必要性

一、睡眠障碍威胁人们的健康

随着公众对睡眠问题重视程度的日益提高，以及医学的进步，人们逐渐认识到睡眠障碍在慢性疾病的发生和发展中扮演着至关重要的角色。例如，长期的睡眠障碍、低质量的睡眠及睡眠剥夺都可能导致心血管疾病的发病率上升。长期的睡眠呼吸暂停、夜间间歇性缺氧与猝死、心血管疾病的发生有着密切的联系。然而，在中国，数字化健康产业的发展参差不齐，许多以营利为目的的私人企业在推广改善睡眠质量的产品时传播了错误的信息，非医学专业人士也在进行相关治疗操作，这给人们的睡眠健康带来了诸多负面影响。睡眠健康管理与其他疾病的健康管理存在显著差异，健康的睡眠与睡眠环境、个人性格差异、接受程度、认知水平等因素密切相关。睡眠障碍患者的依从性通常比其他慢性病患者差，管理起来更加困难。因此，必须依托公立医院、学校、社区服务中心等公益机构，构建一个具有公信力、执行力和有效性的睡眠主动健康管理体系，以服务广大人群，将睡眠障碍问题遏制在萌芽状态。

二、睡眠健康产业发展的现状

随着人们对睡眠问题日益关注，我国的睡眠经济市场正在不断扩张。根据头豹研究院发布的数据，从 2015—2019 年，我国睡眠经济市场的规模已经从 2350 亿元增长至 3600 亿元。研究显示，生活压力和工作压力是中国国民睡眠问题的主要原因，分别占 57.05% 和 55.92%。除此之外，情绪因素、健康问题等也在影响着人们的睡眠质量。随着现代生活节奏的加快和工作强度的增大，睡眠问题的成因变得复杂多样，可能是心理层面的压力和焦虑，也可能是生理层面的身体状况。目前，市场上的助眠产品难以满足个人差异化的睡眠需求。销量领先的助眠科技产品包括睡眠手环、家用呼吸机、家用睡眠仪、智能睡眠眼镜等，这些产品的核心功能包括睡眠监测和睡前放松，同时还有播放音乐、闹钟唤醒等辅助功能。然而，大多数助眠产品的技术尚未成熟，或缺乏充分的临床数据支持，这导致助眠效果有限，用户睡眠质量改善的实际效果难以评估，从而限制了睡眠健康产品更新换代和睡眠诊疗技术的发展。

第二节　实施睡眠主动健康的要求

一、环境要求

睡眠环境涵盖了影响睡眠质量的各种外部条件，包括光照、噪声、温度、湿度、色彩、空气质量、电磁场等因素。正如生命依赖于适宜的温度、水分、空气、光照和热量等，优质的睡眠同样需要一个理想的环境。一个光线柔和、环境宁静的睡眠空间，对于保障健康的睡眠至关重要。

1. 光照

人体的生物钟和生理节律受到光线的显著影响，光照在调节睡眠昼夜节律方面起到重要作用。光照主要通过视网膜－下丘脑通路来调节生物钟，确保生物节律与外界环境的明暗周期保持同步。临床研究已经证实，光照疗法对于治疗精神障碍、情感障碍及睡眠障碍等具有显著效果。其作用机制在于光照能够调节松果体分泌褪黑素——一种引导人体进入睡眠状态的激素。褪黑素水平直接影响睡眠质量，其浓度越高，睡意越强烈。当光照刺激减弱时，人体分泌的褪黑素水平会增高；相反，光照刺激增强时，褪黑素分泌则会减少。因此，光照通过控制松果体分泌褪黑素，进而影响人的睡眠和情绪，能够提高大脑的兴奋性。柔和而微弱的光线，甚至在缺乏光照的情况下，能够促进褪黑素的分泌，使人感到镇静和安定，这对于促进入睡和进入深度睡眠具有极大的帮助。相反，开着灯睡觉会延长入睡时间，并且难以进入深度睡眠阶段，在睡眠过程中容易醒来。即使在灯光下入睡，眼睛虽然闭合，但是仍能感受到光线的存在。灯光会扰乱人体的自然平衡，导致体温、心跳、血压等变得不协调，使人感到心神不宁、难以入睡；即使睡着，也容易被惊醒，浅睡眠期增多。研究显示，人们在醒来后若能暴露于超过 1000 Lux 的高强度光线下，可以减少夜间觉醒的次数，同时减少失眠患者在床上的非睡眠时间，从而提高睡眠效率。

不同波长的光线对褪黑素分泌水平产生不同的影响，其中蓝光会延迟褪黑素分泌。研究指出，460 ～ 480 nm 的蓝光成分对人体的生理效应最为显著，光强超过 400 Lux 时会产生显著的生理效应，并抑制褪黑素的分泌。电子设备屏幕发出的光线主要为蓝光，会直接影响褪黑素的释放，进而影响人体对昼夜节律的感知。白光和红光被用于治疗慢性睡眠障碍及与年龄相关的睡眠失调，能提高睡眠效率，但并不会增加睡眠时间。

因此，为了促进主动健康睡眠，建议在日间多接触室外自然光，以减少褪黑素分泌，保持大脑清醒；晚间则需调整不良的睡前活动，特别是应戒除睡前使用电子设备的习惯，减少屏幕时间，避免过多蓝光照射，以促进褪黑素的释放，帮助睡眠；床铺应设在卧室中较暗的角落，或用屏风或隔窗与活动区域隔开，窗帘选择冷色调为宜。

2. 噪声

声音是影响睡眠的关键因素之一。一个宁静的环境有助于人们放松，更容易进入梦乡；反之，噪声干扰会使人难以入睡。理想的安静环境通常在 30 ～ 40 分贝；而当噪声超过 60 分贝时，便可能干扰睡眠和休息；若噪声达到 70 分贝以上，甚至会打断人们的对话，导致心烦意乱、注意力不集中，并可能惊醒 30% 的熟睡者。长期暴露在噪声中的人可能会出现“声烦恼症”，导致情绪波动和失眠。

因此，为了保障睡眠质量，建议睡眠环境的噪声水平应控制在 40 分贝以下。同时，也要留意那些不易察觉的噪声源，例如未关闭的电源指示灯、冰箱的低鸣声、空调和风扇的运转振动声，以及钟表的“滴答”声等，这些声音通常在 40 分贝左右。为了维护卧室的宁静，应避免卧室窗户面向喧闹的街道或闹市。有条件的话，选择居住在较为安静的区域，远离噪声污染；如果条件不允许，可以通过安装双层玻璃或使用厚重窗帘来隔音，铺设地毯也有助于吸收噪声，从而减轻噪声的干扰。在噪声难以避免的情况下，可以使用“无干扰噪声”或白噪声来掩盖，例如播放自然声响（如细雨声、小溪流水声、微风声、海浪声等）的音频文件，在柔和且节奏稳定的声响中入睡，这不仅有助于放松身心，还能有效遮盖其他干扰噪声。

3. 温度

睡眠对温度的要求极为敏感，无论是炎热的夏季还是寒冷的冬季，都可能对入睡造成影响。研究显示，在23℃的环境中，人体最容易进入睡眠状态。由于入睡后人体体温会自然升高1～2℃，因此略低的室温有助于促进睡眠。大多数人发现，在稍微凉爽的条件下睡眠质量更高，而过高的温度可能导致出汗和不适，从而影响睡眠。因此，我们可以通过空调、电热毯等设备调节室温，确保卧室不会过于闷热或寒冷。同时，床垫的温度也应保持在适宜的范围内。对于容易感冒或鼻塞的人群，适度提高室温有助于改善呼吸状况。建议尝试在不同的温度条件下测试，找到最适合自己的温度，以改善睡眠质量。

4. 湿度

适宜的湿度对人体睡眠至关重要，40%～60%的相对湿度被认为是理想的睡眠环境。无论是湿度过高还是过低，都可能引起身体的不适。我们可以通过空调、暖气等设备来维持室内湿度的稳定，或使用加湿器、除湿器来调整湿度至理想水平。此外，穿着具有良好吸汗性能的睡衣，也有助于保持身体的舒适度和适宜的温度。

5. 色彩

卧室的色彩对人的身心健康具有显著的影响。心理学家和颜色治疗学家一致认为，颜色能够极大地影响人的情绪和行为，而卧室的颜色选择也会影响睡眠质量。根据色彩适应的原理，高纯度的色彩具有强烈的视觉冲击力和动感，长时间处于这种环境下容易导致视觉疲劳，使人感到烦躁不安；而深重的色彩环境则可能使人感到沉闷压抑，产生不舒畅之感。因此，在卧室中，淡雅而不失深度，厚重而不显沉重的朦胧色调被广泛采用，它们平衡了人们的视觉感受，有助于缓解工作带来的疲劳与压力。

总体而言，红色是最不适合在卧室使用的颜色之一。红色刺激视觉神经，提高肾上腺激素水平，导致人兴奋、紧张、不安等，不利于休息。橙色与红色相近，同样不建议用于卧室。黄色经过临床试验验证，对视觉的刺激非常强烈，因此也不适合在卧室使用。

卧室环境宜选择冷色调，如绿色、蓝色和紫色。绿色是大自然的代表色，卧室的墙壁或床上用品选择绿色，有助于营造一个平静、舒适的氛围，有利于身心的休息；蓝色具有镇静、安神、降压等效果，被认为是促进睡眠的最佳色彩。紫色则显得较为暗淡、神圣、庄重，具有强烈的催眠作用。

6. 空气

充足的氧气有助于缓解疲劳，并促进皮肤的呼吸功能。新鲜的空气使人更容易入睡；而空气污浊或通风不良，则会降低人的睡眠质量。因此，卧室的空气应当保持清新，避免任何不良气味（如冬季北方家庭燃烧不完全的煤气或吸烟留下的烟味）。卧室在日间应确保阳光充足、空气流通，床垫和被褥使用一段时间后若产生异味，应及时清洗以维持室内空气的清新。卧室应设有窗户，在睡前和醒后宜开窗通风，以驱散室内的闷气和浊气。睡眠时不宜将门窗完全关闭，应保留门上的透气窗，或至少将窗户留一条缝隙。如果希望利用香味辅助睡眠，可以选择合欢花、菊花、肉豆蔻等具有镇静和放松作用的植物香味，而不宜使用那些容易引起兴奋的植物香味，如薄荷、樟脑、柠檬、玫瑰等。

7. 电磁场

尽管电磁辐射无法用肉眼观察，但是它却无处不在。过去几十年间，环境中的电磁辐射水平显著上升。特别是与人类生活紧密相关的射频电磁辐射，其频率范围介于 3 ～ 300 GHz 之间。日常生活中，移动电话、蓝牙和 Wi-Fi 设备等释放的约 2.4 GHz 频率的电磁辐射均属于射频电磁辐射范畴。虽然手机信号无形无质，但是它以固定频率向外发送电磁波脉冲，这可能会导致睡眠质量下降、多梦、起床后感到疲倦、记忆力和免疫力减退等不良后果。清华大学结构生物学高精尖创新中心施一公团队的研究表明，长时间暴露在无线电子设备释放的 2.4 GHz 电磁辐射环境中，会缩短非快速眼动睡眠时间和快速眼动睡眠时间，减少睡眠深度，并相应增加清醒时间，从而明显影响睡眠质量。先前的研究也证实，卧室内的电磁场会缩短人的睡眠时间和减少深睡眠。因此，建议在卧室中避免放置电脑、电子闹钟和电视机等电子产品，并尽量减少手机的使用时间，不在床头放置电子产品，以减少夜间电磁辐射的影响。

二、心理要求

睡眠与心理健康紧密相连，彼此之间有着深刻的影响。现代生活的快节奏、工作的高强度、学业的压力，以及复杂的人际关系等问题，导致人们持续的焦虑或抑郁，进而影响睡眠质量。抑郁和焦虑的出现还会加剧患者对失眠的错误认知，导致失眠问题长期存在。焦虑症状在睡前尤为明显，例如担忧第二天的事情，这使得大脑过度兴奋，难以进入放松和安睡的状态。抑郁症患者常常遇到失眠、早醒等睡眠问题，导致睡眠质量显著下降。

抑郁情绪会影响脑内激素分泌和神经递质的平衡，扰乱睡眠结构；而长期睡眠质量低下、失眠等也容易引发或加剧抑郁、焦虑等症状，形成恶性循环。失眠、抑郁和焦虑三者之间的关系错综复杂，往往同时存在。

因此，在准备入睡之前，应尽量放松心情，从日间紧张忙碌的工作状态中解脱出来，如通过睡前阅读或听轻音乐来调节情绪，对于伴有抑郁、焦虑等症状的个体，应及时进行干预，以缓解或消除这些症状，并预防其复发。同时，应努力降低失眠、抑郁、焦虑等对个人身心健康的影响，提高治疗的依从性，提升生活质量，保持良好的社会功能；减少或消除与失眠相关的疾病风险；避免药物干预可能带来的负面影响。

三、生活要求

人体的睡眠是一个复杂的过程，它不仅需要一个良好的睡眠环境，还需配备适当的寝具，同时调整饮食和心情，为良好的睡眠提供充分的保障。

1. 睡前饮食

蛋白质不仅是人体六大必需营养素之一，它与睡眠质量的关系也极为密切。例如，蛋、奶、禽畜肉、鱼、虾等食物富含的动物性蛋白质，以及大豆等食物富含的植物性蛋白，都属于优质蛋白质。研究指出，高蛋白食物（如肉、蛋、奶等）能促进肠内分泌细胞释放一种神经肽——CCHa1，从而将食物中的蛋白质信息从肠道传递至大脑，帮助抑制感觉反应，调节睡眠觉醒，进而促进深度睡眠。此外，食物蛋白中提供的必需氨基酸——色氨酸能促进脑神经细胞分泌5-羟色胺，使大脑活动受到暂时抑制，有助于入睡。多食用富含松果体激素的食物，如玉米、麦芽、番茄、香蕉等，也有助于改善睡眠。然而，咖啡、浓茶、尼古丁会引起大脑神经兴奋，暂时驱散睡意并恢复精力，但如果在下午或晚上饮用，可能会导致晚间入睡困难。

如果日间感到疲倦，晚上睡眠质量低下，可以在睡前适量食用馒头或面包。神经衰弱性失眠的原因主要是长期缺乏锌和铜，因此晚餐可适量摄入一些富含锌和铜的食物，如鱼、虾等。总的来说，睡前可以适当吃些小零食或少量、易消化的食物或热饮料（如牛奶等），但应避免饮用咖啡、酒、浓茶、可乐等易引起大脑神经兴奋的饮品。同时，注意睡前减少饮水量，以避免夜间频繁起床夜尿。

2. 寝具

寝具包括枕头、床垫、被子等多种用品。寝具与睡眠质量紧密相连，是确保健康睡眠的关键因素。

（1）枕头。枕头是睡眠中不可或缺的辅助工具。合理使用枕头对提高睡眠质量极为有益。枕头的主要功能在于支撑头部和颈部的重量、维持头部和颈部的自然曲线、缓解颈部肌肉紧张，以及减轻颈椎间盘的压力。枕头的高度直接影响颈椎休息时的状态和肩颈肌肉是否受到不当拉扯。枕头过高，无论是仰卧还是侧卧，都可能导致颈椎的自然生理弯曲变形，容易引发颈部疼痛；而枕头过低，则可能导致脑部血液流量增加，头部血管充血，产生头部胀痛的感觉。因此，为了改善睡眠质量，选择合适的枕头高度至关重要，应以舒适为首要标准。在高度一致的前提下，尽量挑选透气性好的枕头。从生理健康角度出发，成年人枕头的理想高度约为 15 厘米；而老年人的枕头则应稍低，以促进头部血液循环。在选购枕头时，还应考虑个人的睡眠习惯，选择合适的填充材料。对于偏好侧卧的睡眠者，避免使用过于柔软的羽绒枕芯，因为它们可能无法提供足够的支撑。相反，记忆棉枕、荞麦枕、决明子枕等较为硬实的枕头可能更适宜。对于喜欢仰卧的睡眠者，则可选择稍软一些的枕头（如羽绒枕、乳胶枕或较软的记忆棉枕）。

（2）床垫。若早晨醒来感到腰酸背痛，这可能是因为床垫未能给身体提供充分的支撑，导致身体压力无法得到适当的释放。《骨科创伤杂志》上发表的一篇论文，对 2000—2019 年间发布的 39 篇关于床垫与睡眠质量的研究进行了综合分析。研究指出，在众多影响因素中，床垫的软硬度尤为关键。中等硬度的床垫有助于提升舒适度、改善睡眠质量，并有助于脊柱的正确对齐。此外，睡眠姿势对舒适度也有显著影响。不同的睡姿会导致醒来后不同部位的不适。例如，仰卧时，颈部最易感到不适，肩部和腰部也可能出现不适；侧卧时，肩膀和臀部容易感到不适；而俯卧时，则可能导致臀部、大腿、膝盖和脚踝等不适。

因此，建议根据个人的睡姿习惯选择床垫。如果睡眠姿势主要是仰卧，过于柔软的床垫可能无法为身体提供足够的支撑，建议选择硬度较高的床垫；而偏好侧卧的人则建议选择相对柔软的床垫，以帮助减轻肩膀和臀部的压力。不推荐采用俯卧睡姿，因为这会给脊椎带来额外压力，长时间俯卧可能会导致背部和颈部疼痛。然而，如果存在严重的打鼾或睡眠呼吸暂停、睡眠憋醒等症状，在使用无创呼吸机辅助通气治疗干预前需要俯卧的患者，建议选择偏硬的床垫。目前，市面上的床垫通常由弹簧、泡沫、乳胶，以及其他天然材料制成。不同材质的床垫在软硬度、承托力和透气性等方面各有优势。乳胶床垫以其卓越的透气性能，特别适合过敏体质的人群。如果选择非乳胶床垫，应留意床垫材质的环保性。在选购床垫时，建议选择知名品牌以确保品质，并注意床垫是否有异味。

（3）被褥。与床垫和枕头一样，被褥也是带有个人专属标签的物品。建议选用吸水性好、质地柔软的棉布制作的床上用品，这样有助于吸收人体汗液，确保睡眠质量。

四、人员要求

（一）人员配备

1. 睡眠主动健康中心人员配备

睡眠主动健康中心应配备执业医师 1 名，睡眠技师 1 名，执业护士 1 名，以及认证的健康管理师 1 名，同时需要至少 2 名睡眠主动健康中心网络平台管理工程师。

2. 社区机构人员配备

社区机构应当配备至少 1 名执业医师、1 名执证健康管理师，以及 1 名或以上的睡眠主动健康中心网络平台管理工程师。

3. 家庭单元人员配备

每个家庭单元应配备 1 名执业医师（通过医疗卫生机构的网络平台进行工作）及 1 名执证健康管理师（同样通过医疗卫生机构的网络平台进行工作）。

（二）人员资质

1. 执业医师

获得中华人民共和国医师资格证书，并完成医师执业注册；具备大学本科及以上学历；已经系统地完成睡眠医学课程的学习，并能够对睡眠障碍进行评估和诊断。

2. 睡眠技师

睡眠技师经过临床培训并通过考核后可正式上岗，能够进行患者的睡眠评估，为执业医师的诊断提供有价值的参考，还能够开展睡眠障碍患者的基础治疗工作。

3. 执业护士

取得中华人民共和国护士执业证书，并完成护士执业注册；具备大学专科及以上学历；能够协助睡眠技师进行睡眠障碍患者的初步治疗，并妥善开展患者的随访工作。

4. 健康管理师

每年通过医疗卫生机构网络平台完成Ⅰ类继续医学教育，需累计学分为10分。

5. 睡眠主动健康中心网络平台管理工程师

拥有大学专科及以上学历，并取得计算机及相关专业学位；具备网络及计算机维护与管理的实际工作经验；掌握计算机硬件的基础知识；熟练操作 Windows 操作系统；对 Linux 操作系统的安装及基础命令有所了解；了解数据库的安装与基础维护工作；精通 Web 相关知识，包括 Web 发布相关系统的安装与维护；熟悉广电监测行业，并具备出色的项目管理和时间管理能力。

第三节　睡眠自我监测的必要性及内容

在快节奏的现代生活中，人们对自己的健康越来越重视。然而，随着生活压力的增加，越来越多的人出现睡眠障碍。睡眠不仅影响人们的身体健康，还与心理健康紧密相连。因此，如何在繁忙的日常中主动维护健康，已成为一个迫切需要解决的问题。长期的睡眠不足会引发多种身体和心理问题，包括肥胖、糖尿病、心血管疾病、抑郁症等。研究显示，长期睡眠不足的人群更容易出现焦虑、抑郁等心理问题，甚至可能增加自杀的风险。因此，保持优质的睡眠和进行睡眠监测，对于保持身心健康至关重要。

一、睡眠自我监测的必要性

睡眠是人类至关重要的生理需求，每晚 6 ～ 8 小时的充足睡眠对我们的身体发挥着至关重要的调节作用。睡眠有助于清除代谢废物和毒素、降低血压、减缓呼吸频率、放松肌肉、增强免疫力、巩固记忆、消除疲劳及恢复精力。随着国家的繁荣发展和社会的不断进步，人民群众对衣食住行的需求日益提升，开始追求健康的生活方式和科学的锻炼方法。然而，在临床实践中我们发现，亚健康人群往往忽视了睡眠的重要性，而许多慢性病患者也普遍存在着睡眠障碍的问题。

睡眠是健康之本，人类与自然界众多生物皆遵循日出而作、日落而息的自然规律。人体经过夜间的休憩得以恢复，确保了次日的活力与行动能力。然而，一旦夜间睡眠出现紊乱，人的生物钟便会受到干扰，导致多种生理不适，甚至可能诱发疾病。随着现代生活节奏的不断加快，人们的平均睡眠时间逐渐缩短，睡眠障碍和失眠的发生率正不断攀升。

国际上将睡眠疾病分为“睡不着”“睡不好”和“睡不醒”三大类，其中失眠和睡眠呼吸暂停患者占睡眠障碍患者总数的 80% 以上。长期失眠或睡眠不足会引发内分泌紊乱，例如血清瘦素水平降低、胃饥饿素水平升高，从而增加饥饿感和食欲，导致胆固醇和饱和脂肪酸摄入量增加，进而引发肥胖。研究显示，每晚睡眠时间<4 小时，第二天的基础代谢率会降低 5%，进食后的代谢率会降低 20%。如果连续两周每天睡眠时间仅为 5.5 小时，之后的基础代谢率会显著下降，并可能引发焦虑、抑郁等情绪问题。OSA 是一种以打鼾、反复气道塌陷、夜间间歇性低氧、睡眠剥夺（如睡眠浅、频繁觉醒、核心睡眠减少等）和日间嗜睡等症状为特征的慢性疾病。夜间间歇性低氧容易导致患者睡眠片段化、自主神经功能紊乱和血氧间歇性不足等。研究表明，中年男性更易患 OSA，占比约 34%，而女性虽然明显减少，但也达到 17%。睡眠障碍在中老年人群中很常见，但是诊断率不足，发病率因种族 / 民族、性别和肥胖状况而异。在心血管相关疾病（如冠心病、高血压、心功能不全、心律失常等）患者中，OSA 的发病率非常高，最高可达 80%，最低为 40%。尽管心脏疾病患者的 OSA 发病率如此之高，且心脏病患者对 OSA 相关应激原和不良心血管结局存在明显脆弱性，但是 OSA 与心脏病的相关性并未得到足够重视。对难治性或控制不佳的高血压、肺动脉高压、心脏电复律治疗或消融术后复发性心房颤动的患者进行 OSA 筛查，显示阳性患者比

例高。在心动过速－心动过缓综合征、室性心动过速患者或心源性猝死幸存者的检测中，经综合睡眠评估，伴随睡眠呼吸暂停的患者比例亦高。在糖尿病、肥胖症、高脂血症、高尿酸血症、肾功能不全等慢性病中均发现不同程度的合并 OSA 的情况。《健康中国行动（2019—2030 年）》中明确指出：慢性病防控要“关口前移”，将“失眠现发病率上升趋势减缓”作为预期指标和“成年人睡眠 7 ～ 8 小时”作为倡导性指标。

上医治未病，睡眠健康与慢性疾病的发生密切相关。在亚健康人群中，睡眠问题往往被忽视。现代生活节奏的加快、工作压力的增大、不良的睡眠习惯，以及睡眠环境的变化（如电子产品的干扰、光污染、噪声等）严重损害了人们的睡眠健康。因此，进行睡眠的自我监测变得尤为重要。上医将始终遵循现代医学的发展规律，围绕国家重大战略和人民健康提升的需求，致力将慢性疾病遏制在萌芽状态。我们倡导每个人都是自己健康的第一责任人，持续改进线下医疗服务的同时，充分利用互联网、大数据等信息技术，拓展睡眠健康服务的范围和内容。我们积极为患者提供在线、便捷高效的服务，包括随访管理和远程指导。只有提升广大群众的疾病认知水平，并构建一个适合大众使用的医疗智能平台，才能帮助他们实现睡眠的自我监测，从而达到主动维护睡眠健康的目的。

二、睡眠自我监测的内容

睡眠主动健康自我监测的核心在于识别睡眠障碍。睡眠质量是评估睡眠健康的关键指标。我们每个人都是自己健康的首要守护者，面对睡眠问题时，应学会科学地自我调节，培养健康睡眠的习惯。

人体几乎所有的生理过程都与睡眠息息相关。睡眠不仅是大脑整理记忆的阶段，也是大脑对新信息进行筛选和存储，以及对旧信息进行重组和连接的过程。在睡眠中，免疫系统同样忙碌。它一方面补充免疫细胞，另一方面对人体进行修复。睡眠期间，消化系统也在持续运作，肠道进行自我清洁，肠道屏障也在自我更新和修复。

因此，睡眠不足或睡眠质量低下不仅会导致精力不济，还可能引发一系列健康问题。学生群体通常早睡早起，保持规律的生活作息。而步入社会工作的人群，特别是 40 ～ 65 岁的中年人，作为家庭的支柱，常常因工作和家庭的压力而难以入睡。

在进行睡眠自我监测时，我们可以从以下3个方面来判断是否存在睡眠障碍。

1. 导致睡眠障碍的因素

（1）心理因素。精神紧张、焦虑、恐惧等情绪问题均可能引发睡眠障碍。在这些不良情绪的影响下，身体可能会受到不同程度的刺激，从而导致睡眠问题。这类患者还可能出现头痛、头晕、记忆力减退、乏力等症状。

（2）身体因素。若患者本身存在健康问题，例如夜间出现不明原因的下肢不适（如不宁腿综合征等）、疼痛、瘙痒，鼻塞、呼吸困难、气喘、咳嗽等症状，这些都可能引发入睡困难或睡眠浅的问题。

（3）环境因素。生理环境的变动容易对大脑产生影响，从而引发睡眠障碍问题。其中，常见的引发睡眠障碍的环境因素包括工作环境的改变、饮用咖啡或浓茶，以及受到强光、噪声、季节变化等因素的影响。

（4）药物因素。长期服用某些药物可能会导致睡眠障碍，例如常见的利血平、甲状腺素、咖啡碱、氨茶碱等。

（5）慢性疾病因素。慢性病是指病程较长、病情进展缓慢的疾病，如高血压、糖尿病、心脏病等。高血压、糖尿病、心脏病、慢性中毒、内分泌疾病、营养代谢障碍等均有可能导致大脑弥漫性病变，继而诱发睡眠障碍。这些疾病往往由不良的生活方式导致，如饮食不规律、缺乏锻炼等。慢性病与睡眠障碍之间存在着密切的联系。慢性病患者往往伴有疼痛、不适等症状，这些症状会导致患者在夜间难以入睡或频繁醒来。此外，慢性病患者往往需要长期服药，部分药物具有兴奋作用，会影响患者的睡眠质量。反之，睡眠障碍会影响慢性病的治疗效果。长期的睡眠不足或睡眠质量低下会导致患者的免疫力下降，从而影响慢性病的治疗和康复。

（6）生物钟失调因素。长时间无法在固定时间入睡，可能是因为生物钟失调引起的睡眠问题。例如，倒班工作者、熬夜人群等，容易出现睡眠障碍。

2. 日间症状

（1）日间感到困倦、疲乏无力、嗜睡，全身伴有不适感，精力和体力明显下降。

（2）注意力难以集中或记忆力出现障碍。

（3）社交、工作、学习或家务处理能力等受损。

（4）情绪波动，易烦躁。

（5）日间频繁打瞌睡。

（6）出现行为问题，如过度活动、冲动或攻击性等。

（7）晨起后感到头痛、头晕、口干等。

（8）容易发生错误和事故。

（9）因过度担忧睡眠问题而感到焦虑不安。

3. 夜间症状

（1）入睡困难、维持睡眠困难。

（2）相较于预期的醒来时间，过早地苏醒。

（3）儿童在没有父母或保育员帮助的情况下难以入睡。

（4）睡眠期间出现打鼾、张口呼吸、频繁呼吸暂停、反复憋醒及睡眠不安等症状。

（5）频繁经历夜间心绞痛或心悸、胸闷等。

（6）多梦、睡眠中出现异常动作或肢体抽动。

（7）夜间排尿次数增多。

三、睡眠自我监测的方法

1. 睡眠监测方法

（1）在医学领域，脑电波通常被视为评估睡眠质量的关键指标。研究发现，睡眠期间人体各部位会进入不同的休眠状态。因此，在脑电波的基础上，加入了眼动、呼吸、肌电、血氧饱和度、心电等监测参数，形成了目前医院广泛采用的睡眠评估金标准——PSG。PSG 能够采集并记录包括脑电图、眼动电图、EMG、心电图、口鼻气流、鼾声、呼吸运动、脉氧饱和度、体位等在内的多项参数，并可选择性地添加视频、音频监测，以及食管压力、食管 pH、经皮或呼气末 $PaCO_2$、勃起功能等附加参数。这些参数以曲线、数字、图像、视频、音频等形式展现，并转化为可供分析解读的信息数据。PSG 是分析睡眠结构、诊断睡眠障碍的常规检查手段，也是睡眠医学临床实践和科研工作的基础工具。然而，PSG 的操作需要在专业医疗卫生机构进行，过程相对复杂，且监测所得的脑电图数据需要由专业的医疗人员进行解读，以确定被监测者的睡眠分期状态。

（2）睡眠监测的四级设备。1994 年，美国睡眠医学学会发布了用于睡眠呼吸紊乱检查的四级睡眠监测标准，每级的标准都有所不同。

①Ⅰ级为标准 PSG。要求记录的指标至少包括脑电图、眼动电图、EMG、心电图、呼吸气流、呼吸运动、SaO_2 等，必须记录睡眠体位。检查过程中，必须始终有技术人员在场监视，以便在必要时进行相应处理，同时记录腿动情况，但不作为强制要求。

②Ⅱ级为全指标便携式 PSG。其记录指标的要求和标准与Ⅰ级相同，但允许将心率记录替换为心电图记录，不要求技术人员持续监视。

③Ⅲ级为改良便携式睡眠呼吸暂停检查，要求记录包括但不限于通气指标（至少包括两肺呼吸运动或呼吸运动及呼吸气流）、心电图或心率记录以及 SaO_2。检查前的准备工作应由医务人员负责（包括电极的安置、仪器的调试和定标等），而无需技术人员持续监视。

④Ⅳ级为持续记录单一生物指标或双重生物指标。仅需持续记录 1 项或 2 项生理指标；无需技术人员在场监督。便携式睡眠呼吸诊断装置适用于Ⅱ～Ⅳ级的睡眠监测。

（3）各级便携式睡眠监测仪的监测指标与Ⅱ级标准相比较。

①在记录指标方面，Ⅱ级睡眠监测设备与Ⅰ级设备基本一致，主要区别在于Ⅱ级设备在检查过程中无需技术员持续监视。

②与Ⅲ级和Ⅳ级睡眠监测设备相比，Ⅱ级设备的主要优势在于其能够进行睡眠分期以及评估脑电活动中的觉醒反应，进而精确计算总睡眠时间、AHI、微觉醒指数和周期性肢体运动指数。Ⅲ级睡眠监测设备无法进行睡眠分期分析，因此无法有效区分睡眠与清醒状态，这限制了其对各类睡眠呼吸事件指数的精确评估。

Ⅳ级睡眠监测设备仅能持续记录单一生物指标或双重生物指标，与Ⅲ级设备相似，Ⅳ级设备的记录结果同样不能用于睡眠分期，但它能够记录包括呼吸气流、呼吸运动、SaO_2、心率、血压或身体运动在内的 1 项或 2 项指标。

2. 自我监测方式

（1）掌握健康睡眠的标准。

①睡眠环境。睡眠障碍可能源于多种环境因素，例如室内光线过于强烈、周围噪声过多、夜班工作、乘坐交通工具或身处陌生环境等；也可能由躯体因素引起，比如疼痛、瘙痒、剧烈咳嗽、频繁夜尿或腹泻等；还可能与心理因素有关，

如焦虑、恐惧、过度思念或兴奋等。因此，评估睡眠环境是否满足个人的睡眠需求显得尤为重要。

②睡眠时间。包括睡眠时长、觉醒次数等。

③睡眠质量。是否经历过难以入睡、睡眠浅、容易醒来或过早醒来、做噩梦、夜间尿频以及晨起后感到疲惫等症状。

④异态睡眠。包括梦游症、梦呓、夜惊（如在睡眠中突然躁动、惊叫、心跳加速、呼吸急促、全身出汗、定向错乱或出现幻觉等）、梦魇、磨牙、不自主笑、肌肉或肢体不自主跳动等现象。

（2）自我及监护人共同监测。

①睡眠日记。睡眠日记是一种记录每天睡眠相关信息的有效方式，有助于深入了解睡眠质量和作息习惯。以下提供了一份通用的睡眠日记模板，可以根据个人需求进行适当调整。

日期：记录当天的日期。

入睡时间：记录就寝的具体时间点。

醒来时间：记录起床的具体时间点。

入睡困难程度：通过评分系统（如 1 ~ 5 分）来评估入睡的难易程度，其中 1 分代表极易入睡，5 分代表极难入睡。

醒来次数：记录夜间醒来的次数。

醒来时长：记录每次醒来后重新入睡前所花费的时间。

总睡眠时间：记录当晚实际睡眠的总时长。

睡眠质量：通过评分系统对当晚的睡眠质量进行评分，评分标准为（1 ~ 10 分），1 分代表非常差，10 分代表非常好。

日间疲劳程度：利用评分系统记录日间的疲劳感，评分标准为（1 ~ 5 分），1 分代表非常精力充沛，5 分代表非常疲劳。

日间进食和喝水情况：记录日间的饮食和饮水情况，包括食物种类、用餐时间和饮水量等。

日间的活动和运动情况：记录日间的活动和运动详情，包括活动类型、持续时间和强度等。

上床之前的活动情况：记录睡前进行的活动，如使用电子设备、阅读、饮食等。

通过持续记录和分析睡眠日记，可以发现自身的睡眠模式和潜在问题，并尝试进行相应的调整，以改善睡眠质量。

②睡眠自我监测的工具主要有 3 种：一是通过手机 APP 内置的传感器进行睡眠监测和引导；二是可穿戴监测设备，如智能手表和手环；三是非穿戴式监测设备，如放置在枕头、床单或床头的各类传感器。居家睡眠监测通常采用Ⅲ级、Ⅳ级睡眠监测方法，自我监测可以结合智能设备和记录的睡眠日记来进行。

③监护人监测。鉴于大多数睡眠疾病都是在睡眠过程中表现出来的，而患者在睡眠期间往往意识不清，无法自行察觉这些病症。因此，家人或护理人员可以通过观察和记录患者的睡眠情况，总结出睡眠规律和存在的问题，为诊断睡眠障碍提供重要的参考依据。

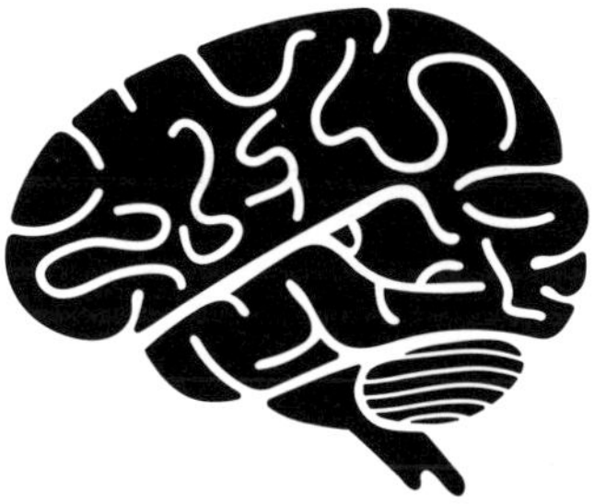

第六章 睡眠主动健康体系的建设

第一节　宏观行政组织

随着生活方式的转变，工作、学习及精神压力不断上升，人们患上睡眠障碍、肥胖症及“三高”等慢性疾病的风险也在不断增加。生活方式的改变导致慢性疾病的发病率持续上升，重大传染病的防控形势变得更为严峻，给人们的健康带来了新的问题和挑战，而人们对健康的追求也在不断提高。

根据《2024 中国睡眠白皮书》的数据显示，有 28% 的人群夜间睡眠时长不足 6 小时，而 64% 的人群报告睡眠质量低下。常见的影响睡眠质量的因素包括早醒、入睡困难和夜尿等。不同年龄段的人群面临的睡眠障碍也有所差异，许多退休人员常受早醒和夜尿等问题的困扰，而年轻人则更多地受到入睡困难的困扰。睡眠障碍的发病率和严重程度逐年上升，已经成为影响全民健康和社会经济发展的重大公共卫生问题。同时，睡眠障碍是慢性疾病的重要组成部分，它不仅可能诱发其他慢性疾病，还会影响原有慢性疾病的恢复。因此，干预睡眠障碍可以延缓其他慢性疾病的进展，减少慢性疾病的发生，促进病情的恢复。慢性疾病的发病率和死亡率不断上升，已经对大众健康造成了严重影响。在这样的时刻，健康意识显得尤为重要。政府机构和行政职能部门的引导作用至关重要，需要引导全民关注疾病的预防、健康维护，以及生命质量的提升，坚持将个人健康放在首位，并积极实践主动健康行为。

一、政府机关在睡眠主动健康实施中的作用

睡眠主动健康是一种多方参与的医学模式，它鼓励大众积极获取健康知识，并将其转化为健康行为。政府机构作为关键参与者，在推动睡眠主动健康方面发挥着指导作用，为医疗卫生机构、教育机构、家庭和个人等提供明确方向。各

方明确责任、紧密合作，全面保障人民健康，促进我国主动健康事业的进步与发展。政府机构需加速将“主动健康”理念推广至基层社区，并坚持“以人民为中心”的发展理念，确立并贯彻执行发展策略，坚持正确的卫生与健康工作方针，以提升人民健康水平为核心目标，重点推进及普及睡眠健康生活、优化健康服务、完善健康保障、建设健康环境、发展健康产业等，广泛实施主动健康系列计划；将“主动健康”理念融入地方政策，形成具有地方特色的主动健康模式，并将其融入基层慢性病管理中，加速推进主动健康工作，进一步推动“健康中国”行动的实施。

政府机构在医疗资源的分配与支持方面对睡眠障碍人群的诊断和治疗起着至关重要的作用。政府和社会各界可以通过增加医疗投入来提升医疗卫生机构的诊疗能力，为睡眠障碍人群提供更优质的医疗服务。同时，社会对医学研究的鼓励与支持，将有助于推动睡眠障碍治疗技术的创新与发展。

“以民众健康为核心”“预防胜于治疗”等积极健康的理念正顺应潮流，在国内外广受欢迎，成为公众关注的焦点。我国为了贯彻“积极健康”策略，在2015年10月党的十八届五中全会上明确提出了推进“健康中国”建设的目标，要求执行慢性疾病综合防控策略，到2030年，实现全民、全生命周期的慢性疾病健康管理，将民众健康置于优先发展的战略位置，将“健康中国”提升为国家级战略。随着睡眠健康需求的日益增长，为了让更多人享受到良好的睡眠，我国在“十四五”规划中，将“积极健康”作为重要内容之一。

广西人民政府紧跟时代步伐，2022年提出了“主动健康服务体系”的构想，并将“探索构建主动健康服务体系”等理念连续两年纳入政府工作报告，2023年起开始着手建立“积极健康服务体系”的初步框架。“倡导‘主动健康’理念”也被纳入《广西卫生健康发展“十四五”规划》。

广西人民政府正致力将“主动健康服务体系”落到实处，相关主动健康服务管理体系已经初步建立。这确保了广西群众能够公平、公正地享受到健康服务，从而提高整体健康水平，并加速推进“健康中国”战略的实施。睡眠健康作为主动健康的重要组成部分，广西人民政府计划将其纳入政策框架内，成立专门的健康管理机构。该机构将负责主动健康的整体规划、具体政策的制定、实施和监管，以及医疗资源的合理分配。此外，广西人民政府还致力建立和完善卫生系统各部门之间的协同机制，加强医疗、社区、教育等机构之间的联动，形成一个多部门共同参与、相互协作的主动健康网络，以促进各部门对主动健康工作的协同推进。广西人民政府还计划完善电子健康信息系统的建设，实现对人们的健康状态进行线上动态管理，确保人们既能享受到健康服务，也能获得及时的健康指导和保障。同时，广西人民政府将“睡眠主动健康”的理念融入大众生活，引导个人、家庭、卫生机构积极参与到睡眠主动健康的实施中。政府机关应鼓励医务人员掌握与岗位相适应的睡眠健康科普知识，并在诊疗过程中主动提供睡眠健康指导。此外，应在基层卫生机构设立睡眠主动健康的管理负责人，确保责任到人，打通实施“健康中国”战略的最后一环。结合当地疾病特点，组织和协调相关工作，包括睡眠主动健康结合相关慢性疾病的健康指导、技术支持、相关人员的招聘和培训，以及相关主题疾病的科普和资源分配等。

二、行政职能部门在睡眠主动健康实施中的作用

在“主动健康”理念日益普及的今天，推广健康生活方式、提升健康服务质量、完善健康保障体系、构建健康环境、发展健康产业的重要性愈发显著。为了适应新的趋势和变化，“主动健康”医学模式应运而生。广西人民政府正积极探索一条符合当地少数民族特色的睡眠主动健康发展路径，将睡眠主动健康理念融入地方政策之中，积极倡导全民主动追求健康。广西壮族自治区卫生健康委员会等相关机构通过完善制度机制、全面干预影响健康的因素、积极推进重点人群的健康促进工作、防控重大疾病等措施，助力“健康中国”战略的实施，并推广“睡眠主动健康”理念。例如，明确建立睡眠主动健康体系的标准，涵盖睡眠主动健康的评估和管理；支持三级睡眠主动健康中心的建设，加速推进睡眠健康县区的建设。目前，广西已命名 62 个自治区级健康县、区，并在睡眠临床研究中心的协助下，完成三级主动健康中心的建立和完善健康县城睡眠主动健康服务体系，同时优化了转诊制度，确保当基层睡眠主动健康中心无法处理患者时，能及时转诊至睡眠研究中心，完善相关诊疗服务，确保全民睡眠健康。

广西根据本地实际情况及少数民族的传统习俗，制订“健康广西”行动的具体实施计划。该计划设定的目标为到 2030 年，全区居民的健康素养水平显著提升，健康生活方式广泛普及，主要健康影响因素得到有效控制，重大慢性病导致的过早死亡率显著下降，人均健康预期寿命大幅提高，主要健康指标达到西部领先水平，健康公平基本实现。

第二节　医疗卫生机构

一、医疗卫生机构在睡眠主动健康实施中的作用

医疗卫生机构是保障居民健康的关键力量，其作用贯穿于睡眠主动健康实施的全过程，从主动健康平台的建设到监测，从睡眠疾病的预防到治疗，从健康素养的提升到健康行为的养成等各个阶段，均发挥着不可或缺的作用。医疗卫生机构在睡眠主动健康实施中扮演着至关重要的角色，应广泛开展相关睡眠主动健康的系列活动，包括科普活动、知识问答活动及睡眠疾病义诊活动等，多途径开展重点人群的睡眠主动健康促进行动，多渠道宣传睡眠主动健康的重要性，提高大众的健康素养，引导全民养成睡眠健康的生活方式，促进睡眠主动健康，助益全民身心健康，从而体现医疗卫生机构在睡眠主动健康实施过程中的责任与担当。大型公立医院要执行政府机关的政策，保障人民群众的健康权益，引导全民共同参与主动健康；要关注基层医疗卫生机构的医疗卫生进展，为基层提供医疗技术支持，提高公共卫生服务能力。医疗卫生机构在"睡眠主动健康"平台上，根据个人的就诊及健康档案信息，为其重点标注需要关注的健康方向，精准推送相关健康方向的科普知识，定期开展健康体检活动，按时督促人们进行主动健康行动。同时，了解人们无法进行主动健康的原因，并通过主动健康平台对此类原因进行整理、总结、分析，以便后续进一步推进"主动健康"，加快建设"健康中国"。

二、医疗卫生机构睡眠主动健康实施策略

构建一个睡眠主动健康平台，医疗卫生机构应充分利用其独特优势，通过大数据整合医疗卫生资源，建立一个睡眠主动健康信息平台。此外，医疗卫生机构应联合多学科专家组建睡眠主动健康中心，从健康管理建设入手，设立主动健康门诊和睡眠主动健康门诊，加强睡眠疾病诊疗人才的培养，提升科研能力。在政府机关和卫生健康行政部门的指导下，大型公立医院应与区域内不同级别的医疗卫生机构、社区卫生服务中心等合作，组建城市主动健康中心，并成立专业的睡眠医疗中心，以提升医疗技术，制订有效的健康管理策略，合理分配健康和医疗资源，确保优质医疗资源能够下沉到基层，为全民健康保驾护航。通过该睡眠主

动健康平台，医疗卫生机构可以对全民的睡眠健康进行实时监测和管理，提高健康信息的权威性和真实性，拓宽全民获取健康信息的渠道，增强全民对睡眠主动健康的意识，从而提高全民的健康水平。

为增强全民对睡眠主动健康的意识，鼓励全民积极参与睡眠主动健康行动，医疗卫生机构应充分发挥其公共卫生职能的优势，根据常见睡眠障碍设置健康科普专栏，为全民提供睡眠健康知识讲座和咨询服务。大型公立医院应组建睡眠健康科普队伍，制订睡眠健康科普工作计划，建设微博、微信等多渠道新媒体健康科普平台，并充分利用主动健康平台进行睡眠健康科普工作，充分发挥医院科室健康知识宣传教育平台的作用，全面普及睡眠健康知识，将睡眠健康知识有效地传递给人们，提高全民健康素养。同时，在平台内督促全民将接收到的睡眠健康知识转化为睡眠健康行为，积极践行睡眠健康行动。为了树立全民主人翁意识，使每个人成为自己健康的第一责任人，医疗卫生机构应定期开展面向全民的简单易懂的睡眠健康知识讲座、健康义诊、送知识到社区等活动，并通过多平台、多渠道、多手段传播睡眠相关科普知识，提高全民对睡眠疾病的认知水平，从而提高睡眠疾病的就诊率，并鼓励全民积极参与睡眠主动健康行动。例如，通过科室微信公众号、健康科普视频号等发布健康宣教小知识，让全民了解和认识睡眠障碍的症状，以及有效应对的措施，全面倡导早诊断、早治疗、早康复的健康理念。建议医疗卫生机构定期在医院门诊开展疾病科普义诊活动，在门诊或睡眠医疗中心投放睡眠科普视频。

广西医学科学院·广西壮族自治区人民医院始终坚定不移地坚持人民至上、生命至上的原则，不断丰富主动健康内涵并积极探索构建覆盖全区的主动健康服务体系，为“健康中国”“壮美广西”建设贡献力量。自 2018 年起，广西医学科学院·广西壮族自治区人民医院在广西率先开展多学科协作健康管理的探索与实践，陆续开设了 22 个多学科健康管理门诊。近 5 年来，主动健康服务体系已成为广西医学科学院·广西壮族自治区人民医院在多个领域协调合作的重要平台，在前沿基础理论、关键技术平台、服务平台和人才队伍等方面强化部署，搭建了多领域合作推进的桥梁，形成健康广西建设的“主动健康样板”。广西医学科学院·广西壮族自治区人民医院还创新打造了体检、门诊、住院三大基础数据库和一个综合健康医疗大数据中心，形成了面向用户服务的多学科健康管理平台和主动健康管理平台组成的“3+1+2”主动健康云平台体系，整合全区域智慧医疗

“产、学、研、用、管”全链条数据资源，融合区块链、大数据、人工智能、云计算和物联网等新一代信息技术，构建了“全人群、全周期、全方位”三位一体健康管理的智慧医疗工程体系。

广西医学科学院·广西壮族自治区人民医院致力打造健康科普基地，构建完善的健康科普工作体系；同时，构建了服务群众的工作载体，根据当前睡眠、运动、营养、心理和中医 5 个重点科室的服务需求，开发了 5 个相应的 App 移动服务平台，并建立了一套全面的主动健康管理 App 平台。在此基础上，广西医学科学院·广西壮族自治区人民医院采取多种措施构建健康管理师培养及应用模式，打造了一支服务群众的主动健康人才队伍，为健康管理者制订专业化、标准化、规范化、系统化、信息化、精准化的健康干预方案，提供“检查—治疗—管理”一体化全生命周期的闭环健康管理服务。

在睡眠主动健康管理领域，广西医学科学院·广西壮族自治区人民医院运用主动健康管理 App 平台，引入“打卡睡眠日记”等互动功能，旨在鼓励用户积极参与健康行为。此外，平台还开通了医生咨询通道，为用户提供专业的睡眠健康指导。为了丰富用户的睡眠知识，平台提供了包括睡眠科普、睡眠建议、睡眠冥想、助眠视频、助眠音乐和助眠图片等多样化内容。平台还整合了专业的睡眠评估量表，使患者能够进行自我评估，并基于评估结果获得科学的睡眠健康建议。通过整合个人数据、睡眠评估、自主记录的睡眠日记、医学检查报告等多维度信息，平台促进了健康管理循环中采集、评估、方案制订、执行和反馈环节的联动，进一步完善了个人健康画像。最终，构建了一个专属于个人的主动健康管理 App 应用模式，为个人的健康提供了全面的保障。

广西医学科学院·广西壮族自治区人民医院充分发挥其独特优势，通过主动健康和健康管理整合医疗卫生资源，构建了睡眠主动健康平台，并联合多学科组建了主动健康中心。此举旨在延长人民的平均寿命，节约医保费用，确保广西人民的生命健康得到更全面的保障。同时，医院积极履行大型公立医院的职责，发挥示范引领作用，推动广西 14 个地级市和 111 个县的区域辐射点建立睡眠主动健康平台，保障广大民众的健康权益，并鼓励人们积极参与主动健康活动。此外，医院还与地级市及区域辐射点的医疗卫生事业发展对接，为这些地区提供医疗技术支持，提升公共卫生服务能力，为“健康中国”和“壮美广西”的建设贡献自己的力量。

第三节　教育机构

一、教育机构睡眠主动健康实施策略

教育机构在主动促进健康睡眠方面扮演着至关重要的角色。通过教育、评估、优化环境、管理和提供支持等多方面的措施，学校能够帮助学生培养良好的睡眠习惯，提升他们的睡眠质量，进而促进学生的身心健康和学业成就。这不仅有助于学生个体的健康成长，也为他们未来的生活奠定了坚实的基础。

1. 将睡眠主动健康课程纳入教育体系

（1）将睡眠主动健康课程纳入医学教育体系。目前，医学本科生课程中尚未设立专门的睡眠医学课程，因此，有必要在医学本科生中开设睡眠医学选修课。为了培养具备睡眠医学知识的医学人才，并提高睡眠医学的教学质量，建议为医学本科生增设睡眠医学课程。推荐教材包括赵忠新主编的《睡眠医学》(第 1 版)，由人民卫生出版社于 2016 年出版，以及 Meir Kryger 等人主编的《 Principles and Practice of Sleep Medicine 》(第 6 版)，由爱思维尔出版社于 2017 年出版。课程内容涵盖睡眠基础和睡眠疾病两大板块，具体包括睡眠生理学、睡眠医学的最新进展、常用睡眠障碍评估方法、睡眠药理学、失眠、睡眠呼吸障碍、睡眠觉醒节律障碍、日间过度嗜睡、异态睡眠、睡眠运动障碍等。教学重点应放在睡眠疾病的临床表现、诊断和鉴别诊断、治疗原则上。教学方式可采用以病例为基础的多媒体课堂教学，结合图片和视频介绍疾病，并展示睡眠检查仪器的图片和实物，向学生推荐相关专业书籍和网站以供深入学习。若条件允许，可适当增加睡眠监测与治疗实践课程，以促进理论与实践的结合，并提升授课形式的多样性和趣味性。课程考核应采用多种方式，根据大学课程的考核要求，缺勤 3 次的学生将不予计入学分，并进行随堂点名考勤以及基于“问卷星”的调研考勤。课程结束后，学生需提交论文、客观测试题等进行考核。通过探索多样化的考核模式，可以激励教师创新更有效的教学方法，并充分激发学生的学习潜力。教学效果的评价主要通过学生的考试结果和对课程的评价来进行。

（2）将睡眠主动健康卫生课程纳入中小学生教育体系。目前，我国中小学生教育体系尚未涵盖睡眠主动健康的相关课程。学校可以参考心理卫生课程的教学模式，开设专门的睡眠主动健康卫生知识课程，并定期邀请专业医疗卫生机构的睡眠专家进校进行科普讲座。这些课程应涵盖睡眠的生理机制、睡眠对身心健康的影响以及良好睡眠习惯的养成等关键内容。通过精心设计的课程体系，使睡眠主动健康的理念在教育体系中得到广泛传播，同时让学生认识到睡眠的重要性、了解影响睡眠的各种因素以及掌握提高睡眠质量的方法，帮助学生掌握睡眠的科学原理和培养正确的睡眠习惯。此外，学校还可以通过组织睡眠主动健康宣传活动，如展览和比赛等，进一步提升学生及其家长对睡眠主动健康的关注度。

2. 推动睡眠主动健康筛查在教育体系中的普及

（1）睡眠主动健康筛查的重要性及相关政策。睡眠问题对人们的生活产生深远影响，并且在各个年龄阶段都会对人体造成不同程度的损害。儿童时期的睡眠问题有可能延续至成年期，而成年期的睡眠问题则是高血压、糖尿病等慢性疾病发生的重要风险因素。在教育体系中，主要关注学生群体，对于青少年而言，进行睡眠主动健康筛查显得尤为重要。

2023 年 3 月 19 日，中国睡眠研究会等机构共同推动了中国睡眠大数据中心的成立。该中心致力减少国人的疾病发病率、减轻患病痛苦、提升国民健康幸福生活指数，以睡眠健康为核心，通过监测睡眠健康状况来收集数据。大数据中心负责对这些数据进行分析，并对睡眠相关疾病进行筛查，为睡眠医学研究提供有力支持。通过全国范围内的睡眠障碍筛查项目的实施，能够及时发现潜在的睡眠问题，并进行早期干预和治疗，从而降低相关疾病的发病风险，提高防治效果。这对于提升全民健康素质、减轻社会经济负担具有重要的现实意义。在教育体系中开展睡眠主动健康筛查，也将为我国睡眠健康事业的发展注入新的活力，为实现“健康中国”贡献力量。

（2）睡眠主动健康筛查项目。

①睡眠主动健康筛查项目及联动机构。医疗卫生机构的睡眠主动健康筛查项目应与相关医疗卫生机构建立紧密合作关系，积极推广睡眠日记、儿童睡眠障碍量表（适用于 6 ～ 16 岁人群）、儿童睡眠习惯问卷（适用于 4 ～ 12 岁人群）、儿童睡眠问卷（适用于 2 ～ 18 岁人群）、匹兹堡睡眠质量指数量表、阿森斯失眠量表等主观评估工具，并结合 PSG 和体动记录仪等客观评估手段。

②睡眠主动健康的自我筛查。睡眠主动健康意味着让学生成为自己健康的首位责任人，主动识别睡眠健康问题，及时寻求医疗帮助并进行干预。在教育机构

中，教师和学生都应具备识别睡眠健康问题的能力。若出现以下症状，可能预示着存在或即将出现睡眠障碍，例如肥胖、面颊发黑、脖子粗、牙齿不齐、张口呼吸、打鼾、夜间呼吸困难、烧心感、醒后口干舌燥、日间嗜睡、记忆力减退、认知功能下降、频繁夜梦、夜间惊醒烦躁、脾气暴躁等。入睡困难、易醒、早醒可能是失眠的迹象。静坐或平躺时腿部出现不适感，如蠕动感、蚁走感、瘙痒、灼烧感、触电感、冷感或热感等，可能是不宁腿综合征的表现。日间过度嗜睡、猝倒、出现幻觉、睡瘫等，可能是中枢性睡眠增多症的征兆，包括发作性睡病、周期性嗜睡贪食综合征、特发性睡眠增多症等。若出现上述情况，应立即前往医院进行检查治疗，并通过 PSG 等精确评估手段，接受科学、全面的康复治疗。

3. 教育体系睡眠主动健康具体实施策略

（1）进行科学的作息管理。教育体系应通过规范学生的作息时间、制定作息管理制度及监督机制等措施，建立科学的作息管理体系，帮助学生养成良好的作息习惯。例如，学校可以合理安排上课与放学时间，适当调整午休时长，确保学生享有充足的休息时间。同时，学校应制定作息管理制度，明确住校学生的起床、午休及熄灯时间，要求学生在规定时间内就寝，并鼓励他们遵守规定，培养良好的作息习惯。对于走读学生，应建立家校联合监督机制，鼓励他们同样遵守规定，形成良好的作息习惯。在校期间，教师应承担培养学生和监督学生作息的责任，提醒学生按时就寝，避免熬夜。通过构建科学的作息管理体系，可以提升教育体系在睡眠健康方面的主动性和执行力。

（2）营造优质的睡眠环境。教育体系应致力提供优质的睡眠环境，为学生打造理想的睡眠条件。学校可升级宿舍硬件设施，例如提供舒适的床垫和枕头，调节宿舍的温度和湿度，降低噪声和光线干扰。对于无宿舍环境的教学机构，可考虑改变课桌设计，例如设置可展开式书桌，休息时为学生提供平躺休息的空间，减少学生的趴睡时间。此外，学校可举办宿舍卫生竞赛，激励学生维护宿舍的清洁与安静，共同营造良好的睡眠环境。

（3）注重心理健康教育。教育体系应通过开展心理健康教育，协助学生缓解压力和焦虑，提升其睡眠质量。学校可开设心理健康课程，教授学生应对压力和焦虑的策略，如放松训练、冥想练习和心理疏导等。同时，学校可组织心理健康活动，提供心理咨询和成立支持小组，为学生提供心理援助，促进他们的睡眠健康。若发现心理健康问题，应及时寻求专业医疗卫生机构的帮助。

（4）建立家—校—医合作的模式。教育体系与家庭之间的协作对于实施睡眠主动健康至关重要。同时，教育体系中出现的睡眠健康问题也需要医疗卫生机构的介入，因此，建立家—校—医合作模式，将更有效地促进教育体系中睡眠主动健康的实施。学校可与家长沟通，共同关注学生的睡眠问题。医疗卫生机构可定期为学校和家长举办睡眠主动健康知识讲座和相关活动，提升学校和家长对睡眠健康的重视，共同培养孩子良好的睡眠习惯。学校应致力提供优质的睡眠环境。安静、舒适的宿舍或寝室，适宜的睡眠温度和光线等，都是创造良好睡眠环境的关键因素。学校还可提供辅助设施，如噪声控制措施、舒缓音乐、冥想角落等，帮助学生营造有利于入睡和保持良好睡眠的环境。此外，医疗卫生机构可为学生提供睡眠咨询、睡眠障碍筛查、睡眠治疗指导等服务，帮助学生解决睡眠问题，并提高睡眠质量。

二、教育机构在睡眠主动健康实施中的作用

教育机构在推动睡眠主动健康方面应发挥关键作用，然而我国目前的教育体系尚未涵盖睡眠主动健康的课程内容。

依据相关的疾病分类标准，睡眠障碍已被认定为一个独立的疾病类别。其中，失眠和 OSA 是最常见的睡眠疾病，发病率分别为 10% ～ 35% 和 7% ～ 25%。这些疾病不仅增加了高血压、糖尿病，以及其他心血管疾病等全身性疾病的发病风险，还对交通安全、职业安全和国防安全等公共安全领域构成了严重威胁。遗憾的是，我国教育体系尚未将睡眠主动健康纳入课程体系。即便在医学本科生的教育中，也没有设置专门的睡眠医学课程，这导致我国医学教育在睡眠医学内容的传授上无法满足公众治疗睡眠疾病的需求。

研究报告指出，睡眠时间短、日间功能障碍和主观睡眠质量低下的发病率最高。小学生中，睡眠效率差的发病率达到了 17.9%。大学生中，使用睡眠药物的比例最高，为 6.4%。职业高中学生中，睡眠障碍为 7.4%。逻辑回归模型显示，睡眠质量与学校阶段、年级、家庭氛围、学术氛围以及朋友数量呈正相关。充足的睡眠有助于维持体内能量平衡，为身体健康和生长发育创造条件。相反，睡眠不足会导致体内能量失衡，进而影响胰岛素、生长激素和皮质醇等激素水平，严重干扰生长发育和认知水平的发展，最终对儿童的身体健康产生不利影响。《5 岁以下儿童身体活动、久坐行为和睡眠指南》严格规定了儿童的睡眠时间，以确

保他们在充足睡眠的基础上健康成长。睡眠是维持体内新陈代谢稳定的关键因素，世界卫生组织针对不同年龄段儿童的每天睡眠时间提出了明确要求，从新生儿的 14 ～ 17 小时到 3 ～ 4 岁儿童的 10 ～ 13 小时，随着年龄增长而逐渐减少。然而，在小学、初中、职业高中和大学等不同教育阶段，尚未开设睡眠主动健康相关课程，缺乏对睡眠相关知识的普及教育。目前，我国普通教育体系在睡眠主动健康知识的教育方面存在严重不足，无法满足公众对睡眠的认知和正确处理睡眠问题的需求。

第四节　个人家庭

在每个人心中，家是心灵的港湾。睡眠占据了人生 1/3 的时间，而大部分的睡眠时间都是在家里度过的。因此，以家庭为基础的睡眠健康管理显得尤为重要，它不仅能改善人们的睡眠情况，提升整个家庭的睡眠质量，还能提高人们的生活质量和幸福感，实现美满幸福的生活。

一、建立以家庭为基础的睡眠主动健康评估机制

（1）定期进行专业睡眠健康监测。若家庭成员出现睡眠问题，将影响整个家庭的福祉。因此，定期进行专业睡眠健康监测显得尤为重要。这包括针对不同年龄段成员的评估和监测。

（2）定期进行自我睡眠健康筛查。“成为自己健康的首要守护者”是实施睡眠健康的关键理念。在家庭环境中，成员间应相互观察，关注彼此的睡眠状况。同时，个人也应参照睡眠健康标准进行自我筛查，一旦发现潜在的睡眠健康问题，应立即寻求医疗帮助。

二、提高以家庭为基础的睡眠主动健康认识

（1）积极培养儿童的睡眠健康意识至关重要。睡眠健康是一个贯穿人一生的重要课题。家庭是推广睡眠健康教育的基石，可以从孕期开始实施。准妈妈们应当建立合理的作息规律，为腹中的宝宝树立良好的睡眠模式。在婴幼儿阶段，确保婴儿获得充足的睡眠对增强孩子的安全感和促进身体成长至关重要。到了青少

年时期，保证充足的睡眠有助于身体发育和提升认知功能及注意力。对于成年人来说，良好的睡眠习惯是保持精力旺盛和促进身体健康的必要条件。

（2）警惕睡眠健康中的常见误区。诸如“打呼噜意味着睡得香”“上课打瞌睡是懒惰的表现”“坐立不安是不听话的行为”等观念，是生活中常见的误解。如果家庭成员出现这些情况，这可能是健康问题的信号，应及时前往医疗卫生机构进行评估和检查。

三、打造以家庭为基础的睡眠主动健康环境

（1）营造宜人的卧室氛围。确保卧室环境宁静、幽暗、凉爽且舒适。利用遮光窗帘、白噪声机或耳塞、空调或风扇等工具，有助于打造理想的睡眠环境。

（2）挑选适宜的寝具。根据个人偏好挑选合适的床垫和枕头，以确保提供充分的身体支撑和舒适感。

（3）维护良好的通风和空气质量。保持卧室空气流通，确保空气新鲜，这将有助于提升睡眠质量。

四、培养以家庭为基础的睡眠主动健康习惯

（1）培养规律的作息习惯。设定固定的睡眠时间和起床时间，尽量保持作息的规律性，避免熬夜和长时间午睡。晚上应避免饮用含咖啡因的饮料、食用辛辣食物以及过量进食。此外，减少电子设备的使用时间，尤其是睡前。

（2）创造一个舒适的睡前环境。睡前应避免大声喧哗、嘈杂的环境和进行剧烈的体育锻炼或紧张的活动，以免过度兴奋而影响入睡。进行放松活动，例如泡一个温水澡、阅读或聆听轻柔的音乐，有助于缓解压力和放松身心。此外，睡前建立一套固定的睡前仪式，如刷牙、洗脸、穿睡衣等，有助于身体和大脑逐渐进入睡眠状态。

五、制订以家庭为基础的睡眠主动健康计划

普及家庭成员的睡眠知识，使每个人都意识到良好睡眠的重要性，并携手设定睡眠健康目标。依据家庭成员的个人需求和日常作息，拟定一个适合全家的睡眠计划，并相互监督以确保执行。此外，家庭成员应共同致力维护卧室的清洁与舒适，减少噪声干扰，共同营造一个优质的睡眠环境。

第七章

全生命周期睡眠主动健康的内容与实施

第一节　全生命周期睡眠主动健康的内容

一、全生命周期睡眠主动健康管理

全生命周期睡眠主动健康管理是指针对儿童、青少年、青壮年、老年人等不同年龄阶段的人群实施差异化的管理。这种管理旨在提升人们对睡眠健康重要性的认识，以及对睡眠障碍潜在危害的警觉性。通过早期预防、及时识别和干预睡眠障碍，能够科学且合理地处理这些问题。全生命周期睡眠主动健康管理强调对个体行为系统进行长期、连续的动态监测，以识别和评估个体的健康状态、发展趋势以及障碍程度。通过选择健康的生活方式要素和改善健康行为，结合多种医学手段，对个体行为进行有控制的主动干预，促进人体产生自组织适应性变化。这一过程不仅提高了人体机能，消除了疾病，还帮助维持了人体的健康状态，形成了一套实践知识体系。

二、全生命周期睡眠主动健康实施的意义

睡眠主动健康干预体系，依托政府和公立医院的支持，构建这一社会公益健康管理平台。它汇聚了众多官方认证的科学有效的睡眠健康知识、保健方法、诊疗资源库以及保健产品服务。通过睡眠主动健康中心的运作，该体系为全体人群提供旨在实现睡眠主动健康的全方位知识、保健手段、诊疗资源库及相关保健服务。睡眠主动健康干预体系能够提供针对性的帮助，并显著提升睡眠主动健康干预的成功率。只有覆盖全生命周期人群的睡眠干预，才能有效促进全国全人群的睡眠主动健康。

实施全生命周期的睡眠主动健康模式，将更加重视预防为主和以人民健康为

中心的策略。这将帮助人们更加关注和管理自己的健康，减少和预防由睡眠问题引发的多种疾病（包括由睡眠问题引起的高血压等心血管疾病、糖尿病等内分泌疾病、抑郁焦虑等心理精神疾病、阿尔茨海默病等神经系统退行性疾病、癌症等恶性肿瘤疾病）。通过降低人群发病率和减轻患者痛苦，改善人们的生活质量，提升人民群众的获得感、幸福感、安全感，同时节约医疗资源，减少由睡眠问题引起的国家医保支出，从而减轻国家经济负担。这是一项既有利于国家又惠及民众的工程。

第二节　全生命周期睡眠主动健康的实施

一、全生命周期睡眠主动健康实施的背景

睡眠是人体必需的生理活动，是维持健康的重要保障。健康的睡眠周期不仅有助于身体的恢复，还能调节内分泌系统和生物钟。良好的睡眠质量使人们在清醒时能够保持最佳的身体状态。它不仅能够恢复体力和精神，消除疲劳，还对维持心理健康、提升生活质量发挥着重要作用，对促进身心健康具有深远的理论和实践意义。然而，目前睡眠障碍的患者数量众多，对儿童、青少年、青壮年以及老年人等不同年龄段人群的认知功能、行为和神经心理功能造成了不同程度的影响，增加了疾病的负担。

二、儿童睡眠主动健康的实施

睡眠是人体至关重要的生理过程，尤其在儿童时期更显关键。儿童常见的睡眠障碍涵盖多种表现，包括入睡困难、昼夜节律失调、异态睡眠（如睡惊、梦魇、梦游、遗尿、磨牙等）以及与睡眠相关的呼吸问题。这些障碍不仅对儿童的近期健康构成威胁，还可能对其长期的身心健康产生深远影响。具体而言，睡眠障碍会干扰儿童的体格发育和免疫系统功能，导致行为、认知发展以及学业表现的广泛问题。因此，临床医生和家长都应对此给予充分关注。许多睡眠问题的根源在于儿童早期形成的不良睡眠习惯。因此，为家长提供早期、实用的睡眠卫生指导显得尤为必要，以预防儿童睡眠障碍的发生，并确保他们能享有

优质的睡眠。

儿童睡眠健康问题的主要成因包括免疫力不足、脾胃功能不强以及睡眠缺乏。这些因素之间相互作用，形成一个恶性循环，进而导致儿童出现多种亚健康状态。为了避免这种恶性循环，家长应密切关注孩子的睡眠状况，识别睡眠障碍的迹象和成因，以便能够及早发现并采取措施，确保孩子的身心健康和健康成长。

儿童睡眠障碍通常发生在 2 ～ 12 岁。所谓睡眠障碍，是指在睡眠过程中出现的多种异常现象，这些现象可能源于身体某个系统的功能紊乱，或是由某些疾病引起，它们会直接影响儿童的睡眠结构、睡眠质量以及睡眠后的恢复情况。睡眠障碍是儿童期常见且容易被忽视的问题，早期的睡眠问题可能会持续到成年期。这些问题不仅与儿童的身体发育、认知能力和行为问题密切相关，而且还是成年人患肥胖、高血压、抑郁症、焦虑症等疾病的重要风险因素。因此，睡眠质量的好坏会直接影响儿童在体格、情绪、认知和社会适应性等方面的发育。对于出现睡眠障碍的儿童，应立即进行干预治疗，排除潜在的疾病和生物学因素。医疗卫生机构应全面评估儿童的睡眠习惯、生长发育水平、家长的育儿行为、儿童及家长对睡眠的认知，以及儿童的睡眠状况，进而制订个性化的干预方案。

在儿童睡眠主动健康的实施中，及时发现儿童睡眠的问题是核心。因此，解决这些睡眠问题是关键所在，而预防儿童睡眠问题的发生则是根本措施。

1. 发现儿童睡眠问题

识别儿童睡眠问题应从 5 个关键方面入手。第一，提升家长和教育工作者对相关疾病的警觉性，以便早期发现睡眠障碍并迅速采取措施。第二，将睡眠筛查纳入学生的年度体检项目，并将筛查出睡眠问题的儿童推荐至专业的睡眠健康服务机构接受治疗。第三，将社区转变为一个积极的睡眠健康智能社区，与睡眠健康服务机构合作，为儿童提供早期睡眠问题筛查的建议和长期跟踪的设备。第四，对于经济条件较好的家庭，可以考虑建立一个睡眠主动健康智能家庭环境。第五，建立睡眠主动健康中心，负责接收从教育机构或社区筛查出的疑似睡眠障碍儿童，并为患儿提供鉴别诊断和治疗服务。

2. 解决儿童睡眠问题

儿童在成长的各个阶段可能会遭遇多种睡眠问题，这些问题的干预和治疗方法也各有差异，这要求我们采用跨学科的诊疗思维和方法。下面是对儿童期常见的睡眠障碍及其治疗方式进行介绍。

（1）失眠问题。在婴幼儿时期，失眠主要表现为难以入睡和夜间醒来的问题，这通常与照顾者的不当就寝安排和养育行为有关。行为治疗的方法主要包括标准消退法和渐进消退法。标准消退法通过完全忽视婴幼儿从上床到起床期间的不当行为（如哭闹和叫喊等）来减少或消除此类问题。而渐进消退法则是在预设的一段时间内，先忽视婴幼儿的睡前不当行为，随后提供最低限度的安抚，逐步培养其自我安抚能力，使其能够在不依赖外界特定条件下独立入睡。

失眠是儿童和青少年中较为普遍的问题，其发病率随着年龄的增长而上升。针对儿童和青少年的失眠，推荐的一线治疗方法是失眠认知行为治疗，主要包括以下 8 个方面。

①建立良好的睡眠习惯。

②建立固定顺序及愉快、安静的睡前程序。

③提前唤醒，即在常规夜醒前的 15 ～ 30 分钟，详细记录儿童夜醒规律后，轻拍唤醒患儿，再让其重新入睡，以避免出现常规夜醒的现象。

④向家长和儿童青少年进行睡眠健康宣教。

⑤指导患儿及家长调整与失眠有关的消极思维，改变对睡眠的负面想法。

⑥进行放松训练。

⑦实施睡眠限制法，即限制卧床时间，使卧床时间尽量接近实际睡眠时间，以提高睡眠效率。

⑧实施刺激控制法，旨在建立并强化睡眠与床及卧室之间的条件关联。

（2）睡眠觉醒时相延迟障碍。该障碍的特点是昼夜生物节律的紊乱，表现为个体的睡眠觉醒时间显著且持续地推迟，与周围环境的需求产生冲突，导致失眠症状、严重的日间嗜睡以及学习和行为问题。青少年中最普遍的情况是睡眠觉醒节律（内在生物钟）推迟 2 小时或更长。治疗睡眠觉醒时相延迟障碍颇具挑战，需要患儿的全力配合与支持。治疗的目标是调整患儿的昼夜生物节律，使其恢复正常的作息模式。治疗过程中最大的难题是保持已经调整好的生物节律。

治疗方法包括以下 3 种。

①培养良好的睡眠习惯。

②调整生物钟，通常采用两种方法，即连续几天逐步提前或推迟就寝时间。

③实施光照疗法，即早晨接触 20 ～ 30 分钟的阳光，而晚上则尽量减少室内

光线。

（3）睡眠呼吸障碍。

① OSA 是儿童期最常见的睡眠呼吸疾病。PSG 是诊断 OSA、评估其严重程度以及进行临床随访的关键检查方法。腺样体和 / 或扁桃体肥大是导致儿童 OSA 的主要原因。

根据 PSG 结果，临床医生会对 OSA 的严重程度进行分类，并据此制订进一步的治疗方案。目前，关于儿童 OSA 的 PSG 诊断标准尚未达成一致。2007 年，我国发布了《儿童阻塞性睡眠呼吸暂停低通气综合征诊疗指南草案（乌鲁木齐）》（以下简称《乌鲁木齐诊疗草案》），其中推荐的诊断标准为每夜睡眠过程中 AHI ≥ 5 次 / 小时或阻塞性呼吸暂停指数＞1 次 / 小时，并且最低 SaO_2 ＜0.92。2014 年，美国睡眠医学会在《睡眠障碍国际分类（第 3 版）》中提出，儿童 OSA 的 PSG 诊断标准为阻塞性睡眠 AHI≥1 次 / 小时。

研究表明，介于《睡眠障碍国际分类（第 3 版）》和《乌鲁木齐诊疗草案》诊断标准之间的儿童，夜间打鼾症状明显、日间行为表现受到影响、PSG 参数与 OSA 相似。因此，参考《睡眠障碍国际分类（第 3 版）》标准，将阻塞性 AHI ＞ 1 次 / 小时作为儿童 OSA 的诊断界值，将更有利于早期发现并干预治疗睡眠呼吸障碍的儿童。2020 年，我国《儿童阻塞性睡眠呼吸暂停诊疗指南》工作组依据循证医学指南的制订方法，对儿童 OSA 的诊治指南进行了修订和更新，该指南推荐将阻塞性 AHI ＞1 次 / 小时作为儿童 OSA 的诊断界值。

OSA 的治疗遵循一个基本原则：早期诊断和早期干预。治疗的目标是消除上气道的阻塞因素，并预防及治疗可能出现的并发症。治疗手段主要分为手术和非手术两大类。对于因腺样体和 / 或扁桃体肥大引起的中、重度 OSA 患儿，切除腺样体和 / 或扁桃体通常是首选的治疗方案。对于轻度 OSA 的儿童，如果伴有颅面部畸形、神经肌肉疾病或唐氏综合征等合并症，同样需要采取积极的治疗措施。

对于轻度的 OSA 病例，若由腺样体和 / 或扁桃体肥大引起，可以考虑使用白三烯受体调节剂和 / 或局部鼻部激素来缓解症状。同时，患者需要定期随访，若症状恶化，则需重新评估，并在必要时考虑手术治疗。对于中、重度的 OSA 儿童，若存在外科手术禁忌证，或腺样体、扁桃体切除后 OSA 仍然存在，或处于外科手术围手术期，以及非手术治疗或其他治疗无效的情况下，推荐使用 CPAP 治疗。对于无法耐受 CPAP 压力的患者，可以尝试使用双水平正压通气治疗。对于可能伴有口腔及颌面发育问题的 OSA 儿童，特别是那些不伴有腺样体和 / 或扁桃体肥大、术后 OSA 持续存在、无法进行手术或无法耐受无创正压通气的患者，建议进行口腔评估，并在必要时采用口腔矫治器治疗。对于由过敏性鼻炎、鼻窦炎等鼻部疾病引起的上气道阻塞，患者应接受系统和规范的对症治疗。此外，体位治疗、肥胖患者减肥及吸氧治疗等方法也可作为辅助治疗手段。建议患儿前往规范的睡眠康复中心，接受肥胖等相关因素的治疗。

②中枢性呼吸暂停。婴儿及早产儿的中枢性呼吸暂停主要由于呼吸中枢发育不成熟，导致呼吸系统调控出现紊乱。诱因可能包括胃食管反流、颅内病变、药物、麻醉、代谢性疾病、缺氧以及各种感染。治疗通常针对原发疾病进行，并加强监护，同时给予适当的物理刺激；亦可选用能兴奋呼吸中枢的药物，例如茶碱类和咖啡因类。若呼吸暂停频繁且持续时间较长，应考虑无创通气治疗。

③睡眠低通气疾病。在儿童呼吸系统疾病中，睡眠低通气通常不单独出现，而是作为某些疾病的合并症或远期并发症存在。该病引起的病理生理变化可能是导致患儿最终死亡的主要原因。及时的干预可以减缓呼吸系统及心血管系统并发症的进展，并降低最终的病死率。主要治疗方法包括吸氧、辅助通气、植入膈肌起搏器以及呼吸肌训练等。吸氧能预防某些与缺氧相关的并发症，但无法纠正基础性疾病。对于神经肌肉病、胸廓畸形等患者，吸氧可能会加重已存在的高碳酸血症，因此应谨慎考虑吸氧治疗。辅助通气治疗主要是双水平正压通气，吸气末正压有助于患儿克服呼吸阻力，增加通气量，减少呼吸做功，而呼气末正压则能增加功能残气量，改善氧合。膈肌起搏器对于高位脊髓损伤的患儿较为适宜，但费用昂贵，需要手术，并且存在机器故障风险，可能导致上气道梗阻或膈肌疲劳。呼吸肌训练适用于某些呼吸肌无力的患儿。

（4）发作性睡病。对于儿童而言，治疗发作性睡病的主要方法是行为治疗，包括培养良好的睡眠卫生习惯。例如，保持规律的睡眠作息安排，并在午餐后以及下午安排至少 2 次 15 ～ 20 分钟的日间小睡，这些措施有助于减轻日间的嗜睡感，改善日间行为表现，并增强记忆力。此外，参与身体活动亦能促进这些积极效果。截至目前，美国食品药品监督管理局和欧洲药品管理局尚未批准任何药物用于 16 岁以下儿童的发作性睡病治疗。然而，基于在成年人发作性睡病中使用的药物经验，国际上的儿童睡眠疾病专家普遍在儿童发作性睡病中进行超适应证的药物治疗。通常，可能尝试使用的药物包括莫达非尼、哌甲酯和羟丁酸钠等。

建议仅当行为干预治疗效果不理想时，才将儿童转诊至儿童睡眠专科门诊，由专科医生来决定后续治疗方案及随访事宜。

（5）异态睡眠。在儿童时期，常见的异态睡眠现象包括睡惊症、睡行症、梦魇以及复杂性觉醒等。任何破坏正常睡眠周期的因素，如疾病、离家出走或不规律的小睡，都可能引发上述睡眠问题。当孩子出现异态睡眠症状时，应尽量避免唤醒他们，因为强迫唤醒可能会干扰他们再次入睡。确保发作期间环境安全（如防止跌倒、锁好门窗以防孩子走出家门或跌倒等），维持良好的睡眠习惯，避免睡眠不足。家长应当了解，这些睡眠问题通常是良性的、自限性的障碍。计划性唤醒已被证明是一种有效的干预异态睡眠行为的方法，允许家长根据孩子以往的发作模式，在晚上第一次典型发作前的 15 ～ 30 分钟内完全唤醒孩子。然而，也有文献指出这种方法的效果有限。在发作频繁或严重、存在受伤风险、暴力行为，或严重干扰家庭日常生活的情况下，孩子可能需要药物治疗，其中最常用的是氯硝西泮口服治疗。

鉴于儿童睡眠障碍的临床特性涉及多学科交叉，儿童睡眠中心的睡眠门诊必须构建一个跨学科的睡眠医学团队来执行临床任务。该团队应包括儿童睡眠专家、呼吸科、耳鼻喉科、神经科和发育行为科的医生，儿童精神心理科专家，以及儿童睡眠中心实验室负责人、睡眠技师和护士等。在条件允许的情况下，还应配备呼吸治疗师。团队以儿童睡眠专家为核心领导，作为主要的沟通桥梁，而其他专业领域的专科医生和专家则作为关键参与者。护士则负责病历资料的管理和随访工作。建议根据儿童最普遍的睡眠疾病所涉及的临床专业领域来构建团队的基础架构，主要由 3 ～ 4 个专业的专科医生组成，并定期以多学科联合门诊的形式提供服务。对于联合门诊无法解决的难题，团队应定期举行会议，以讨论疑难复杂疾病，参与人员包括儿童睡眠中心实验室和睡眠门诊团队的所有成员，共同制订进一步的诊疗计划，进行诊疗决策，并逐步建立诊疗规范。

儿童睡眠中心负责对儿童睡眠疾病进行诊断，并与患儿家长及患儿本人共同讨论制订治疗方案。方案的执行除了包括必要的手术治疗和呼吸机压力滴定等核心临床操作，还涉及睡眠行为的塑造、健康饮食习惯的培养、合理运动的规划、社会支持的获取以及居家环境的改善等内容，这些都需要家庭和幼儿园、小学等教育机构的积极参与。此外，睡眠主动健康中心和智能社区也将对患有睡眠障碍的儿童进行长期的跟踪随访。

3. 预防儿童睡眠问题

早期可预防的睡眠障碍包括失眠、睡眠觉醒时相延迟障碍以及阻塞性睡眠呼吸暂停综合征（先天性上气道结构异常引起的睡眠呼吸障碍除外）。影响学龄前儿童睡眠的因素繁多，涉及个体、家庭和社会 3 个层面。

（1）个体因素包括性别、年龄以及不同的气质类型。研究表明，学龄前儿童在睡眠问题的发生率和睡眠行为（如入睡和起床的速度、睡眠时的情绪等）上因气质类型的不同而存在显著差异。具体来说，困难型和接近困难型的学龄前儿童表现出较高的睡眠问题检出率，其次是发动缓慢型和接近平易型的儿童，而平易型的学龄前儿童睡眠问题的发生率最低。在入睡速度方面，困难型和接近困难型的儿童最慢，平易型的儿童则最快入睡；而在入睡时的情绪方面，平易型的儿童表现最佳，相反，困难型和接近困难型的儿童在入睡时的情绪最差。

（2）家庭因素涵盖家庭结构、睡眠环境、社会经济地位以及入睡方式等多个方面。在核心家庭中，家庭成员的稳定性以及一致的教养观念，有助于促进儿童心理行为的发展，进而对儿童的睡眠时长产生积极影响。相比之下，单亲家庭或由祖辈抚养的儿童，相较于父母教养态度一致、家庭结构稳定的孩子，更容易遭遇睡眠不足和就寝困难等问题。学龄前儿童的睡眠受到自然环境的显著影响。嘈杂的环境、强烈的光线、过高的温度、过厚的被褥、缺乏独立卧室或独立床位等不良睡眠条件，都可能导致儿童入睡困难或引发睡眠问题。卧室灯光的亮度对儿童的每天总睡眠时间有着显著影响：灯光微亮、不亮、较亮时，儿童的每天总睡眠时间分别为（14.93 ± 3.09）、（13.83 ± 2.95）和（12.50 ± 1.8）小时；而灯光过于明亮，则容易导致儿童入睡困难和总睡眠时间减少。一个温馨、舒适的睡眠环境是确保儿童优质睡眠的关键条件。然而，由于社会经济地位、居住条件或家长重视不足等因素的限制，家长往往忽视了睡眠环境对儿童睡眠的影响。此外，家庭经济状况和父母的教育水平也是影响学龄前儿童睡眠的重要因素。家庭年收入较低、经济状况较差的家庭，儿童出现睡眠不足的情况更为普遍。与家长共睡的儿童相比，单独入睡的儿童较少出现夜醒问题，且睡眠持续时间更长。

（3）社会因素涵盖了城乡差异、电子产品的使用、午休习惯等多个方面。研究显示，城市与乡村儿童的睡眠时间存在显著差异。城市儿童中，需要帮助入睡、拥有特殊入睡习惯（如听故事、被拍抱、含奶嘴、睡前进食等）的比例较高，这些儿童对特定条件产生了依赖，一旦这些条件消失，便可能影响他们的睡眠质量。相比之下，农村儿童的睡眠时间往往更充足。这可能与城市父母较高的教育水平、较大的工作压力以及容易产生的焦虑情绪有关；此外，城市儿童面临的学业压力、沉重的课业负担以及较少的户外活动量，都是导致睡眠问题的重要因素。随着学龄前儿童使用电视、智能手机、电脑等电子产品的现象日益普遍，国外研究指出，卧室中设有电视机的儿童更容易出现睡眠焦虑、入睡潜伏期延长、抵抗睡眠、梦话和日间困倦等睡眠问题。儿童在睡前看电视的行为以及长时间看电视，都是影响睡眠的危险因素。那些平时或周末观看视频时间达到或超过 2 小时的儿童，更容易出现入睡潜伏期延长、睡眠焦虑、不良的就寝习惯、异态睡眠和睡眠节律紊乱等问题。这可能是因为儿童接触电子产品的时间越长，情绪波动越大，表现得越兴奋，从而影响睡眠质量。许多国家和地区的儿童都有午休的习惯。关于学龄前儿童是否需要午休、午休是否会影响夜间睡眠质量并引发睡眠问题，中西方学者持有不同的观点。国外研究表明，午休可能导致儿童夜间入睡困难、睡眠时间缩短、易醒等症状，并未起到补偿夜间睡眠不足的作用。然而，国内研究者认为，午休作为夜间睡眠不足的补充，可以消除疲劳，保证下午精力充沛，对恢复机体的身心状态和记忆整合具有积极效果，是学龄前儿童的生理需求。坚持午休能有效促进儿童记忆力的保持，对长期记忆有显著益处。因此，在我国，家长和托幼机构普遍提倡午休，并鼓励儿童养成这一习惯。但是，对于学龄前儿童午休时间的具体安排，家长和教师应根据儿童的个性化睡眠需求来决定。

因此，为了预防或改善儿童的睡眠问题，建议采取以下 7 个措施。

①定期进行体检，并进行全面的筛查，包括气道解剖结构、呼吸状况、注意力表现以及生长发育情况等方面。

②创造一个温馨舒适的睡眠环境。

③培养孩子独立入睡的习惯，避免与家长共同睡眠。

④减轻孩子的学习压力，减轻课业负担，并增加户外活动的时间。

⑤限制电视、智能手机、电脑等电子产品的使用时间，确保平时或周末的屏幕使用时间不超过 2 小时，并避免在睡前 1 小时内使用这些电子产品。

⑥鼓励儿童养成午睡的习惯，家长和教师应根据儿童的个性化睡眠需求安排午休时间。

⑦家庭中核心成员应保持稳定，教养观念需保持一致，尽量避免单亲家庭或

隔代抚养的情况出现。家长应多陪伴孩子，同时避免将自身的焦虑情绪传递给孩子。

三、青少年睡眠主动健康的实施

睡眠障碍包括失眠和睡眠不足，对青少年的学习效率、身心发展以及在校表现产生负面影响。同时，睡眠质量与多种身心疾病的发生密切相关，例如紧张性头痛、经前期紧张综合征和肠易激综合征等。高中生在高考的压力下，学习任务繁重，容易产生消极情绪，这可能导致睡眠问题。优质的睡眠和充足的睡眠时间对于青少年的身心健康发展至关重要，因此社会和家庭都应重视睡眠问题，积极进行睡眠指导和教育，帮助青少年纠正不良的睡眠习惯和不合理的睡眠观念，以改善睡眠质量，促进身心健康。

睡眠障碍不仅会导致青少年免疫力下降、身体疲劳和烦躁，还会使他们长期处于亚健康状态。长期的睡眠问题容易引发神经衰弱、高血压等身体疾病，并可能导致情绪不稳定、注意力不集中、记忆力减退、思维迟钝和认知偏执等心理问题。因此，关注青少年的睡眠障碍，并引导他们克服这些问题的有效策略和方法，对于促进他们的身心健康成长具有极其重要的意义。

睡眠障碍不仅会导致睡眠时间及质量的不足，还常与多种精神疾病并发，影响青少年的身体健康和智力发育，导致情绪、认知和心理社会问题。青少年常见的睡眠障碍疾病包括失眠、阻塞性睡眠呼吸暂停综合征、发作性睡病、异态睡眠、周期性肢体运动障碍和不宁腿综合征等。鉴于睡眠障碍性疾病在青少年期较为常见且危害严重，社会和家庭应更加关注这些疾病，正确诊治和管理显得尤为重要。青少年的睡眠健康可以参考儿童的睡眠健康策略，并应强调加强睡眠教育，发挥青少年的主观能动性，鼓励他们主动消除危险因素，积极调整睡眠卫生习惯，以促进睡眠健康。

四、青壮年睡眠主动健康的实施

在当前社会压力不断加剧的背景下，睡眠问题已经成为影响人们日常生活的关键因素。这些问题不仅损害了人们的身心健康，还显著降低了生活质量。若不采取及时治疗，睡眠障碍可能会导致神经系统、内分泌系统、心血管系统和免疫系统等多个系统和器官的损害，甚至可能引发呼吸衰竭、心脏衰竭等严重并发症，对患者的生命安全构成威胁。因此，必须对睡眠障碍给予足够的重视，并对患者实施积极的治疗措施，同时采用适当的方法进行治疗。

在青壮年主动维护睡眠健康的实践中，我们发现睡眠问题处于核心地位，解决这些问题至关重要，而预防睡眠问题的发生则是根本所在。

1. 发现青壮年睡眠问题

为了解决青壮年的睡眠问题，我们应从以下 4 个方面着手。

（1）将睡眠障碍筛查纳入员工体检流程。

（2）将社区转变为一个睡眠主动健康智能社区，与睡眠健康服务机构建立联系，提供筛查设备和长期跟踪服务。

（3）青壮年应加入睡眠主动健康管理平台，以便进行健康指标管理、健康数据查询和健康档案管理。对于经济条件较好的家庭，可以考虑建设成一个睡眠主动健康智能家庭，配备居家智能穿戴设备。

（4）设立睡眠主动健康中心，将疑似患有睡眠障碍的青壮年转诊至该中心，由专业人员负责诊断和治疗睡眠问题。

2. 解决青壮年睡眠问题

青壮年实施睡眠健康管理，依赖于三级睡眠健康服务机构。智能家庭设备收集睡眠和心理数据，利用物联网云平台将这些健康信息上传至云端。医疗专业人员能够通过睡眠健康管理平台上的数据进行初步筛查和诊断，识别睡眠呼吸暂停、失眠等睡眠障碍。此外，平台还能为患者提供个性化的睡眠处方，并由智能社区辅助执行和跟踪管理。如果患者无法在家中或社区内完成睡眠健康管理服务，他们可以前往睡眠健康管理中心接受专业治疗和综合干预，之后再转回家庭睡眠健康管理模式。

3. 预防青壮年睡眠问题

为了预防或改善青壮年的睡眠问题，建议遵循以下 7 条建议。

（1）重视定期体检。

（2）注重饮食健康，确保营养均衡。

（3）关注心理健康，努力保持心情愉快。

（4）增加身体锻炼，利用早晨或午休时间进行运动，如进行慢跑、打球、游泳、练习八段锦或做广播体操等运动，有助于控制体重。

（5）打造一个温馨舒适的睡眠环境。

（6）减少看电视、使用智能手机和电脑等电子产品的时长，平时或周末的屏幕使用时间应控制在 2 小时以内，睡前 1 小时内避免使用这些设备。适当增加室内步行和户外活动的时间，减少长时间坐在屏幕前的行为。

（7）戒烟、戒酒，避免社交场合的应酬性饮酒，并寻求社会和家庭的支持。

青壮年睡眠主动健康的实施，可以通过自律、健康生活的方式，做到预防在先。但睡眠问题发展到影响日常工作、生活的程度，就不能仅靠自我调整，而应及时寻求专业帮助。

五、老年人睡眠主动健康的实施

由于生理、疾病和社会因素的共同影响，老年人更易遭遇睡眠问题。睡眠质量低下会严重损害他们的心理健康、生理功能和生活质量。高质量的睡眠对于老年人而言，意味着能在 30 分钟内入睡，保持 6 ～ 8 小时的睡眠时间，睡眠过程中不易醒来，很少或无需夜间起床，醒来后能迅速再次入睡，且醒来时感到全身舒适，疲劳感消失，头脑清醒，精力充沛。老年人的积极情感和心理幸福感与良好的睡眠紧密相关，保持良好的睡眠有助于维护他们的身心健康。随着年龄的增加，生理功能逐渐衰退，睡眠障碍的发病率也在上升。睡眠质量不仅影响老年人的日间功能和身心健康，还与多种精神疾病的发生和发展密切相关。

老年人常见的睡眠障碍包括失眠、昼夜节律性睡眠障碍、OSA、睡眠呼吸障碍、嗜睡、日间嗜睡、睡眠异常和不宁腿综合征等。这些障碍对老年人的危害极大，长期的睡眠困扰会导致精神疲劳，表现为头晕、头痛、反应迟钝、全身不适等症状，并可能诱发或加重心血管疾病、脑卒中和糖尿病等躯体疾病。此外，长期睡眠问题还容易导致心情烦躁或疲乏无力，增加焦虑、抑郁的风险，甚至可能影响记忆力。长期的睡眠障碍还会导致老年人的免疫力、躯体运动能力和认知能力下降，严重影响生活质量，并增加患各种疾病的风险，包括阿尔茨海默病的发病率。

随着老龄化问题的加剧，独居和失能老年人的数量在增加，睡眠障碍的发生率也在持续上升。早期发现、治疗和干预，可以将发病风险降至最低，为老年人提供一个健康的晚年生活。

在养老机构中，老年人的睡眠问题发生率较高，这需要学术界给予更广泛的关注。研究显示，养老机构中老年人的睡眠问题发生率为 49.9% ～ 64.9%，老年女性的睡眠质量低下的风险是老年男性的 2.72 倍，而吸烟老年人的睡眠质量低下的比例为 61.5%，其风险是不吸烟老年人的 7.55 倍。

1. 发现老年人睡眠问题

针对老年人的睡眠问题，我们可以从以下 4 个方面进行改善。

（1）通过将社区转变为一个主动的睡眠健康智能社区，或者建立专门的睡眠健康养老机构，并与睡眠健康服务提供者建立联系，为老年人提供筛查建议、设备支持以及长期的跟踪随访服务。

（2）将睡眠障碍的筛查纳入老年人的年度体检项目中，并提高老年人及其家属对睡眠疾病的认知和敏感度。

（3）对于经济条件较好的家庭，可以考虑建立一个主动的睡眠健康智能家庭环境。

（4）建立睡眠主动健康中心，以便将疑似患有睡眠障碍的老年人转诊至该中心，由专业人员负责进行鉴别诊断和治疗睡眠问题。

2. 解决老年人睡眠问题

老年人构成了一个特殊的群体，他们所面临的睡眠障碍疾病具有独特的特点，因此其治疗和康复过程也与其他人群有所不同。以下是一些可以用来改善老年人睡眠问题的治疗方法。

（1）药物疗法在老年睡眠障碍患者中广泛使用，尤其是失眠患者。该疗法见效迅速，操作简便，但存在潜在风险，如可能扰乱睡眠结构。长期依赖药物可能导致依赖性、戒断症状，以及次日药物残留效应，这些都可能对认知和运动功能产生不利影响，包括顺行性遗忘。特别需要注意的是，老年人作为一个特殊群体，在考虑使用镇静催眠药物之前，必须评估他们是否患有其他疾病。因为这类药物可能对呼吸和心率产生抑制作用，患有呼吸系统疾病（如 COPD）或心血管疾病（如房室传导阻滞、心动过缓等）的老年人应慎用或避免使用。此外，由于镇静作用，老年人在服药后发生跌倒的风险较年轻人高。老年人常伴有高血压、糖尿病、冠心病等疾病，这增加了合并用药的可能性。由于老年人的肝肾代谢功能较年轻人弱，药物蓄积性中毒的风险也相应增加，因此在使用镇静催眠药物时，剂量应相应减少。

（2）认知行为疗法。认知行为疗法旨在通过调整对睡眠的负面思维和信念，纠正不当的睡眠习惯，从而提高睡眠质量。与其他干预手段相比，认知行为疗法不仅在干预过程中有效，其积极效果还能持续至干预结束后。

（3）针灸是一种广为人知的传统中医治疗方法。研究揭示，通过刺激特定穴位，如手臂的内关穴、耳朵和手腕的神门穴、双腿的三阴交穴以及头部的安眠穴，可以显著提升老年人的睡眠质量和认知功能。这种疗法不仅能够改善老年人的睡眠质量，还能增强他们日间的活动能力。

（4）综合护理干预是一种将多种非药物干预措施相结合的方法，旨在全面改善老年人的睡眠状况。Martin 等人将 4 种非药物干预措施结合起来，包括鼓励老年人离开床铺、引导他们到户外接受阳光照射、安排每天 10 ～ 15 分钟的低强度体育活动，如步行或坐起锻炼，以及减少房间周围的噪声和光线干扰。这些综合干预措施已被证明能够促进老年人形成健康的睡眠 – 觉醒节律。国内的一项研究对养老机构的 21 名老年人实施了睡眠知识教育和睡眠行为干预，结果显示，干预 6 周后，老年人的主观睡眠质量、睡眠时间、睡眠效率以及日间功能障碍均有所改善。多种非药物干预方法的相互促进和补充作用明显，但不同干预措施、时间和强度可能会产生不同的效果。

（5）CPAP 治疗不仅能够改善睡眠呼吸参数，还能缓解与 OSA 相关的认知缺陷，并可能延缓轻度认知功能损害的发生，减缓认知障碍的进展。对于伴有轻度认知功能损害的老年 OSA 患者，良好的 CPAP 依从性（连续 1 年每晚使用 CPAP 超过 4 小时）与依从性差的患者相比，其认知功能改善更为显著。此外，长期 CPAP 治疗还与海马齿状回和小脑齿状核体积的增加有关。老年人的睡眠呼吸障碍与认知障碍高度共存，CPAP 治疗对于改善睡眠呼吸障碍患者的认知功能具有积极影响。

（6）远程医疗的应用为老年人，特别是孤独或居住在偏远地区的老年人，提供了主动管理睡眠健康的可能。通过智能手机等智能设备，患者可以进行远程诊断和监测。远程诊断是将优质医疗资源下沉的有效方式，通过将便携式睡眠监测设备配备到基层单位，患者便可以在当地进行监测，数据随后上传至远程诊断中心。在远程中心，专业的睡眠技师和医生会进行分析诊断，并提供治疗建议。基层单位的医生会根据患者的具体情况制订个性化治疗方案，并在基层单位执行相应治疗，对确诊患者进行慢性病管理及治疗随访。通过远程医疗的应用，实现患者在基层单位的闭环式管理，体现“互联网 + 医疗健康”的理念，即让数据多跑路，让群众少跑路，使群众能够就近享受优质、高效的医疗服务。例如，宁夏地区通过银川市卫生健康委员会牵头，依托银川市第一人民医院呼吸与危重症科睡眠中心的技术力量，组建了“宁夏远程睡眠诊断中心”。基层单位配备了专职医生和技师，负责患者的筛选、登记，并为患者佩戴便携式睡眠监测设备，将监测结果上传至远程诊断中心。远程诊断中心负责诊断并给出治疗建议，基层单位则根据这些建议为患者制订治疗方案并接受长期管理。

美国睡眠医学学会已经认可睡眠远程医疗作为一种诊疗手段，确保了更多睡眠障碍人群能够获得医疗服务。我国也发布了《中国失眠数字疗法专家共识》，数字疗法将为广大失眠患者带来更高效、更便捷、更安全的治疗选择。远程医疗的优势在于收集的数据可以访问，以提供洞察程序、质量保证和过程校正，以进一步优化睡眠健康的交付和监测结果。尽管医疗信息技术在未来具有巨大潜力，但是由于技术获取方面的“数字鸿沟”，贫困、语言交流障碍、卫生知识获取障碍、时间和农村等条件限制了互联网的接入，并可能减少远程医疗的普及。因此，全人群睡眠主动健康的实施仍面临许多挑战。

（7）借助智能设备，临床医生可以通过智能手机应用程序上的非接触式监测来筛查并诊断睡眠呼吸暂停综合征，使患者无需进入睡眠实验室也能完成睡眠测试。初次就诊和随访可以通过与睡眠专家或睡眠小组成员同步的基于视频的远程医疗来完成；诊断将通过医生在多个夜晚对患者在自己家中呼吸模式的非接触式监测监督来完成；PAP 合规性及调整将通过行业提供的云计算解决方案和同步远程医疗访问进行评估。不仅睡眠呼吸暂停综合征患者可以使用这种模式，失眠和睡眠相关运动障碍（如不宁腿综合征等）患者的诊断和治疗也可以通过类似方式开展。

3. 预防老年人睡眠问题

预防老年人睡眠问题可从以下 8 个方面考虑。

（1）加强睡眠健康的科普宣传，让更多人了解睡眠知识，改变对睡眠的不合理认知，纠正不良的睡眠行为，提高睡眠效率和质量。

（2）加强社区、村委会或养老服务机构与睡眠专科机构的联动和合作，开展老年睡眠障碍疾病的相关筛查、诊断、治疗工作，开辟社区、村委会或养老服务机构与医院的转诊绿色通道。

（3）建立睡眠障碍老年人的睡眠健康档案，定期监测睡眠疾病相关指标和数据，以及干预后的反馈信息、随访信息等；将睡眠健康管理纳入社区、村委会或养老服务机构的健康管理体系中。

（4）配置睡眠指标相关的监测和初筛设施及睡眠管理工具，如体动记录仪、具备监测睡眠指标功能的手环、血氧监测仪、睡眠日志、相关量表等。

（5）加强社区、村委会或养老服务机构的康复干预和护理干预。在保障医疗条件的前提下，加强老年群体的睡眠健康促进工作，建立睡眠康复单元和睡眠护理单元，将睡眠康复和睡眠健康护理纳入睡眠障碍群体的日常管理中。

（6）加强社区、村委会或养老服务机构睡眠相关人员的培养，主要是睡眠医学专业相关的医生、护士、康复师、健康管理师、睡眠技师和中医心理治疗师等，可以从事睡眠障碍的筛查、干预、调护、疗养、康复等工作。

（7）加强睡眠障碍的非药物干预。如失眠认知行为疗法、针灸、灯光疗法、中医行为疗法、适量的户外锻炼等。

（8）营造良好的睡眠环境，包括室内环境和室外环境，如足够的室外活动空间、室内采光、隔音、温度、湿度、氧气浓度等；有条件的情况下，设置具有辅助睡眠功能的睡眠疗养单元。

4. 老年人睡眠主动健康实施的注意事项

老年患者往往伴随多种疾病，因此评估其睡眠障碍与相关并发症、合并症之间的关系显得尤为重要。睡眠障碍与认知功能障碍之间存在相互作用，其中睡眠障碍被认为是导致认知功能障碍的一个风险因素，而认知功能障碍患者也常常伴有睡眠问题。睡眠障碍可能在认知障碍出现之前就已存在，并通过多种机制对认知功能产生负面影响，从而诱发相关的病理变化，加速认知障碍的发展。因此，睡眠障碍可以被视为早期预防和治疗认知能力下降或阿尔茨海默病的一个潜在靶点。在养老机构中的老年人作为社会的弱势群体，除了政府的关注，社会各界也应提高对其睡眠质量和认知功能的关注度。

此外，经常依赖药物以助睡眠的老年人更易发生跌倒，尤其是那些使用镇静剂、催眠药、抗抑郁药和苯二氮䓬类药物的老年人。使用低剂量的多西平似乎能降低夜间跌倒的风险。在进行药物治疗时，临床医生应充分考虑老年人的个体情况，实施个性化给药方案。对于行动不便、在家中接受治疗的老年人或养老机构中的老年患者，简易的初步筛查或远程医疗服务可能更为适宜。然而，建议那些患有慢性疾病的老年人及时前往正规的睡眠治疗中心接受专业评估和治疗。

六、特殊人群——孕妇睡眠主动健康的实施

孕妇作为一群特殊的个体，应当被正确引导以适应她们即将扮演的角色，确保她们在身心上都能有良好的适应状态，包括应对和处理压力的能力。在深度睡眠期间，孕妇和胎儿都能得到充分的休息，因此高质量的睡眠对她们来说都至关重要。健康睡眠教育可以帮助孕妇了解与孕产相关的知识，并通过提供良好的心理支持，提高她们对睡眠和孕产知识的理解，保持积极的心态，从而使她们的睡眠质量得到有效提升。随着睡眠质量的提高，胎儿的发育也会得到改善。在妊娠期间，女性会经历一系列生理和心理的变化。除了少数需要医疗干预的严重情况外，这些变化通常不会带来严重的影响。然而，仍有不少孕妇处于亚健康状态，这需要我们给予足够的关注。

睡眠障碍在我国孕妇群体中极为普遍，妊娠期睡眠障碍指的是女性在妊娠期间出现的睡眠行为、形态、时间的紊乱，涵盖了夜间失眠、过度嗜睡等症状。孕妇的睡眠模式变化可能与激素波动有关。最近的一项 Meta 分析揭示，孕早期、中期和晚期的睡眠障碍发病率分别为 54.3%、49.3% 和 69.6%。此外，从孕中期到孕晚期，睡眠质量评分下降了 1.7 分。在孕早期的 3 个月内，睡眠时间有所增加，但到了孕后期，睡眠时间减少，深度睡眠也相应减少，睡眠变得零散，可能伴有睡眠呼吸暂停综合征和不宁腿综合征。妊娠最后 8 周的失眠率为 52% ～ 61%。分娩后至产后 3 个月内，失眠问题依然显著，并且是产后抑郁症的一个高风险因素。除了夜间失眠和嗜睡，睡眠呼吸障碍性疾病如 OSA 在妊娠人群中也较为常见。妊娠期间，由于体重增加以及特有的生理结构和激素水平变化，孕妇中 OSA 的发病率显著上升。妊娠期 OSA 不仅是妊娠期高血压、糖尿病、先兆子痫等疾病的独立风险因素，还可能增加早产、胎儿生长受限、新生儿窒息的风险，对母婴健康构成严重威胁，并可能对母体和婴幼儿的长期健康产生不良影响。因此，孕妇的睡眠质量问题不容小觑，鉴于她们所处的特殊生理阶段，孕妇的睡眠质量不仅关系到个人健康，也影响到胎儿的生长发育。因此，对孕妇进行与睡眠相关的健康教育和促进其健康行为显得尤为重要。

在孕妇主动改善睡眠健康的实践中，发现睡眠问题是关键，解决睡眠问题至关重要，而预防睡眠问题的发生则是根本。

1. 发现孕妇睡眠问题

解决孕妇睡眠问题，我们应从以下 4 个方面着手。

（1）应将睡眠障碍的筛查纳入妊娠前和妊娠期的常规产检流程，并提升孕妇及其家属对睡眠障碍疾病的认知。

（2）应将社区转变为一个睡眠主动健康智能社区，与睡眠健康服务机构合作，为孕妇提供早期睡眠问题的筛查建议、设备支持以及长期跟踪服务。

（3）对于经济条件允许的家庭，可以考虑建立一个睡眠主动健康智能家庭环境。

（4）应建立一个睡眠主动健康中心，将疑似患有睡眠障碍的孕妇转诊至该中心，由专业人员负责进行鉴别诊断和治疗睡眠问题。

2. 解决孕妇睡眠问题

（1）心理干预。针对患有睡眠障碍的孕妇，实施心理护理干预措施，这包括提供睡眠卫生教育、认知行为疗法、放松疗法和支持治疗等方法。同时，对孕妇的家庭成员进行心理卫生教育，以增强家庭对孕妇的支持，有助于减轻孕妇的压力，维持其积极情绪，从而显著提升孕妇的睡眠质量。对于那些存在严重心理问题的孕妇，建议寻求专业心理咨询师或精神科医生的进一步干预和治疗。

（2）放松训练。该训练融合了多种形式，包括肌肉放松训练和音乐疗法。通过温和的瑜伽练习或拉伸训练，孕妇能够实现肌肉放松。这些活动不仅促进血液循环和新陈代谢，还能增强身体的柔韧性和灵活性。此外，这些训练有助于控制孕期体重的增加，并预防妊娠合并睡眠呼吸紊乱，进而提高睡眠质量，降低异常体质婴儿的出生率，对母婴的身心健康具有显著的益处。在音乐治疗方面，选择节奏轻松缓慢的音乐，可以有效缓解孕妇的紧张情绪，从而改善睡眠质量。

（3）生活习惯。孕妇晚餐宜保持清淡，并控制食量，避免饮用茶、酒、咖啡等刺激性饮品，以及过量饮水，以免夜间频繁起夜影响睡眠。孕妇在睡前应避免强光和噪声的干扰，建议养成睡前泡脚的习惯，以促进血液循环，有助于提升夜间睡眠质量。同时，应保持规律的作息时间，尽量采取左侧卧位的睡眠姿势，这更符合妊娠期的生理需求。此外，孕期还应注意补充铁剂和叶酸，以预防不宁腿综合征的发生。

（4）药物治疗。对于妊娠期妇女，可选用两类安眠药物：非苯二氮䓬类药物（例如唑吡坦片）和抗组胺 H_1 受体类药物。唑吡坦片因其作用时间短和不良反应较少，在妊娠用药中被归类为C级（动物实验显示可能对胎儿有不利影响，但人类研究尚未提供相关证据），在必要时可考虑使用。抗组胺H_1受体拮抗剂能够阻断H_1受体，具有镇静效果，是妊娠期睡眠障碍的理想选择，例如苯海拉明（妊娠B类）和多西拉敏（妊娠A类）。对于患有发作性睡病的孕妇，可以使用药物治疗其日间嗜睡症状，如莫达非尼片、利他灵、安非他明等，但这些药物大多数属于C类药物。对于计划怀孕或已经怀孕的妇女，治疗睡眠障碍的方案选择较为有限，建议减少或避免使用刺激性药物，除非对孕妇的潜在益处明显超过对胎儿可能造成的风险。对于有猝倒症状或需要在日间保持警觉（如驾驶等）的妊娠妇女，可以继续使用上述药物。

（5）持续呼吸道正压。目前，尚无专门针对妊娠期OSA的治疗指南。在缺乏充分证据的情况下，大多数人倾向于采用适用于一般成年人的OSA治疗方法，包括CPAP、体位疗法、口腔矫治器、气道手术和减重。对于体位性OSA孕妇，建议采用侧卧位睡眠；口腔矫治器适用于单纯打鼾者及轻、中度OSAHS患者，尤其是那些下颌后缩的患者；而妊娠期合并OSA的患者通常不考虑各种外科手术治疗。持续CPAP已被成功应用于OSA的治疗，并且被认为是安全的，在怀孕期间的耐受性也较好。如果妊娠妇女出现以下情况，应考虑采用CPAP或其他治疗方法：暂停低通气指数为5～30次/小时，偶尔出现血氧饱和度低于90%，并伴有临床症状；AHI＞30次/小时；经常性血氧饱和度低于90%。CPAP通过正压通气，使上气道管内压增高，当其超过咽部的跨壁压时，上气道得以开放，消除呼吸暂停症状，从而改善日间嗜睡症状，消除睡眠片段化，降低CO_2浓度，提高血氧饱和度，降低机体的氧化应激与炎症反应水平。运用CPAP治疗OSA的目标是改善OSA，降低AHI至正常水平，提高夜间血氧饱和度。孕妇夜间的血压水平显著降低，血氧饱和度也得到改善，夜间的平均动脉压及觉醒指数降低，并且逆转了心输出量的下降，改善了具有危险因素的孕产妇和胎儿的结局，如先兆子痫或高血压。此外，在孕期使用CPAP，目前没有报告不良事件。尽管目前针对孕妇OSA尚无明确的治疗指南，但是多数学者认为，CPAP可作为治疗妊娠期OSA的首选方案，通常采用自动压力滴定CPAP。由睡眠主动健康中心对孕妇进行睡眠疾病的诊断，并与孕妇及其家属共同商讨治疗方案，最终执行，除必要的手术治疗、呼吸机压力滴定等核心技术的临床操作外，其余如睡眠行为塑造、健康饮食、合理运动、社会支持、居家环境改造等需要家庭、运动健康机构等参与。睡眠主动健康中心和睡眠主动健康智能社区也将对有睡眠障碍的孕妇进行长期的随访。

3. 预防孕妇睡眠问题

以下内容概述了孕期睡眠障碍的影响因素，旨在帮助孕妇及其家属了解影响孕妇睡眠问题的因素，并提前采取措施预防睡眠障碍的发生。

（1）孕期特有因素。这些因素包括以下 2 个方面。

①孕周。大量研究显示，孕周与孕期睡眠质量紧密相关，尤其是孕早期和孕晚期，睡眠质量往往较差。

②胎次。研究指出，经产妇的睡眠质量通常不如初产妇，特别是在孕早期，经产妇报告的总体睡眠质量较低，睡眠时间更短，睡眠效率也更低。这可能是因为经产妇需要照顾其他孩子，导致睡眠时间减少和夜间频繁醒来，从而影响了睡眠质量。

（2）非孕期特有因素。这些因素包括以下 5 个方面。

①年龄。多数国内外研究发现，孕妇年龄越大，孕期睡眠障碍的发生率越高，睡眠质量越差。这可能与随着年龄增长，褪黑素分泌量减少有关，进而影响睡眠的稳定性。除了上述原因，高龄孕妇的睡眠障碍发病率可能还受到工作压力、子代养育等多重因素的影响，加之怀孕后生理变化和不良妊娠结局风险的增加，心理负担加重，这些都可能对睡眠质量产生负面影响。

②肥胖。对孕妇而言，肥胖包括孕前肥胖和孕期过度增重 2 个方面。孕前肥胖是睡眠障碍的一个独立风险因素，孕前肥胖和超重的孕妇在孕期的睡眠质量普遍低于正常体重的孕妇。原因可能在于肥胖人群更容易出现夜间缺氧和打鼾等不利于睡眠的症状。

③心理状态。以往的研究表明，焦虑和抑郁程度较高的孕妇，其孕期睡眠质量往往较差，两者之间存在相互影响。研究发现，在控制其他因素后，焦虑和抑郁组孕妇的睡眠质量低下的风险是非焦虑抑郁组孕妇的 1.4 倍。

④体力活动。研究表明，适当的体力活动有助于改善孕期睡眠。吴平等人发现，每周运动时间达到或超过 6 小时是预防睡眠障碍的有效方法，每周运动时间超过 6 小时的孕妇发生睡眠障碍的风险显著低于每周运动时间少于 6 小时的孕妇。这可能是因为适量运动有助于大脑放松，提高孕妇的心理满足感和舒适感。规律运动的孕妇比不运动的孕妇入睡和觉醒时间更早，而间断规律锻炼的孕妇夜

间睡眠时长最长。

⑤其他因素。如职业、保险类型、吸烟、家庭关系等，也会影响孕妇的睡眠。例如，购买商业保险的孕妇睡眠质量高于购买政府或个人保险的孕妇，而吸烟的孕妇睡眠质量较低。此外，难以获取食物、意外怀孕、童年期遭受虐待，以及遭受亲密伴侣身体虐待或性虐待的孕妇，更容易出现睡眠障碍。

（3）孕妇睡眠呼吸暂停综合征的特征。除了上述提到的影响因素，以下特征可能表明孕妇为睡眠呼吸暂停综合征的高风险人群。

①症状：包括夜间睡眠时打鼾、早晨醒来时口干、呼吸暂停以及夜间憋醒等现象。

②体征：如体重超标、颈部围度较大、体质指数（BMI）$\geqslant 30\ kg/m^2$。

③上气道结构异常：如舌头肥大、下颌后缩或小颌畸形等。

④病史：包括妊娠期高血压、妊娠期糖尿病、不明原因的胎儿宫内生长受限，以及既往或家族中存在妊娠期 OSA 病史等。

为了预防或改善孕妇的睡眠问题，建议采取以下措施：

①关注心理健康，保持心情愉快。

②注重饮食健康，保持饮食均衡。

③增加运动锻炼，如练习普拉提等，以控制体重。

④营造一个温馨舒适的睡眠环境。

⑤减少使用电视、智能手机、电脑等电子产品的频率，建议平时或周末的屏幕使用时间不超过 2 小时，睡前 1 小时内避免看电视或使用智能手机、电脑等电子产品。

⑥在孕期，甚至孕前半年内避免吸烟和饮酒，包括避免吸入二手烟。

⑦寻求社会和家庭的支持。

（4）孕妇睡眠问题的筛查与治疗。关注孕妇的睡眠质量，在孕期强化对睡眠问题的筛查与治疗，对于促进健康妊娠和改善不良妊娠结果至关重要。孕期睡眠问题的起因繁多且复杂，涉及焦虑、抑郁、孕妇的年龄增长以及胎儿的发育阶段，这些因素均可能对睡眠产生负面影响。因此，采取针对性的预防措施和适当的治疗方案，是缓解或根除睡眠障碍的关键策略。

孕妇的睡眠健康管理建立在三级睡眠健康服务体系之上。通过智能家庭设备，孕妇的睡眠和心理数据得以收集，并通过物联网云平台上传至云端。医疗专业人员能够利用主动健康平台上的数据进行初步筛查和诊断，识别睡眠呼吸暂停、失眠等睡眠障碍问题。此外，平台还能为孕妇提供个性化的睡眠处方，并由智能社区辅助执行和进行后续的跟踪管理。若孕妇无法在家中或社区内完成睡眠健康管理服务，她们可以前往睡眠主动健康中心接受专业治疗和综合干预，之后再回到家庭睡眠健康模式中继续管理。孕妇睡眠主动健康三级服务机构如图 7-1 所示。

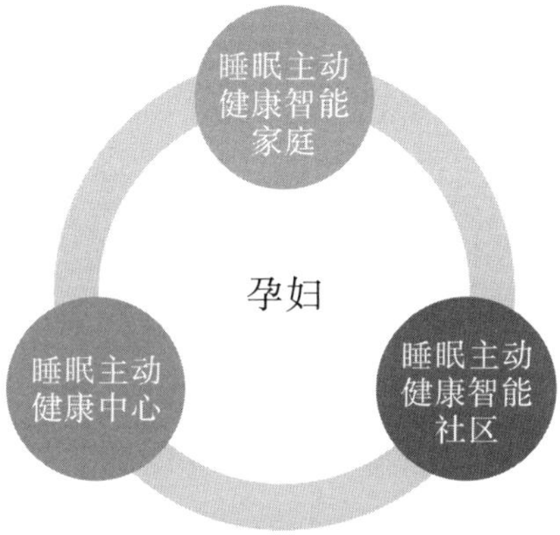

图 7-1　孕妇睡眠主动健康三级服务机构

第三节　全生命周期睡眠主动健康实施的注意事项

当前，睡眠主动健康服务呈现多样化的特点，涵盖了面对面服务、远程医疗以及人工智能技术。这些服务能够将医疗援助延伸至医疗资源匮乏的偏远地区、岛屿乃至舰船上，从而促进医疗资源的均衡分配。

在全面实施全生命周期睡眠主动健康服务时，以下 4 点需引起重视。

（1）确保患者隐私得到保护。医疗卫生机构的管理者应加强对患者和医护人员的隐私保护教育，使这一概念深入人心；同时，应持续完善医疗信息化管理及保密制度，并确保监管到位。此外，应为科研数据提取制订严格的审批流程，建立权威的医疗信息发布平台，并严格控制信息的发布，确保患者能够通过正规官方渠道获取信息。同时，应与信息合作企业签订保密协议，确保患者信息的安全。

（2）合理运用主动健康服务的多种形式。在全生命周期睡眠主动健康实施的过程中，注重远程医疗与面对面服务的结合，以实现医疗资源的合理分配。

（3）完善监管体系。构建一个由政府、卫生监督部门、行业协会、主动健康机构自身以及社会公众共同参与的“五位一体”多元监管格局，完善协调机制。通过这五类监管主体的相互协作和优势互补，形成有效的监管合力。

充分利用信息化手段，建设信息平台。通过建立信息平台，可以在规范主动健康行为、保障主动健康安全方面实现从制度制约到技术管控的转变，对违法行为实施“科技＋制度”的有效遏制，从而提高主动健康服务质量，并实现信息化监管的目标。

建立定期督察机制。通过行政督察等方式，评估政府分管领导的责任落实情况以及省（自治区、直辖市）相关部门的综合监管职责履行情况。监管部门应积极承担组织、指挥、方案制定、信息上传下达等职责。同时，督察机制应包括统筹协调、联动和信息共享等功能。

（4）完善服务考核体系。包括对政府层面的考核、对主动健康服务提供方的考核以及对主动健康服务效果指标的考核。

第八章

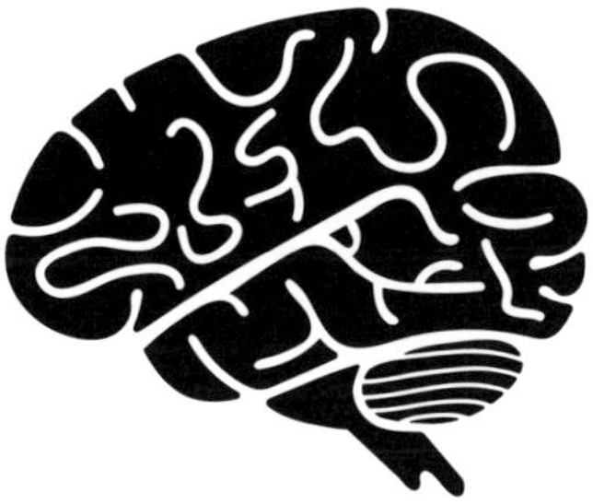

推动睡眠主动健康国际化

第一节　睡眠呼吸暂停对人类健康的危害

睡眠是人体不可或缺的生理过程，表现为一种可逆的静息状态，由睡眠－觉醒中枢进行调控。良好的睡眠质量对于巩固记忆、促进身体恢复至关重要，是维护整体健康的关键因素。所谓睡眠健康，指的是睡眠的质量和效率。高质量的睡眠不仅有助于恢复体力和精神，消除全身的疲劳感，还能够维护心理健康，提高生活质量。因此，高质量的睡眠在促进身心健康方面具有深远的理论价值和实际意义。

睡眠是维持人体健康的关键因素之一，因此，积极维护睡眠健康显得尤为重要。在众多睡眠问题中，失眠障碍和睡眠呼吸障碍是最为普遍的两种类型。世界卫生组织的数据显示，全球约有 1/3 的人口受到睡眠障碍的困扰，睡眠障碍的发病率高达 27%。在中国，成年人睡眠障碍的发生率更是高达 38.2%，并且这一数字正逐年上升。目前，有超过 3 亿名中国人正遭受着包括难以入睡、过度嗜睡以及睡眠质量低下在内的 90 多种睡眠疾病的困扰。睡眠障碍正逐渐成为威胁健康的“隐形杀手”。

失眠不仅会导致认知功能受损、疲劳、焦虑和抑郁，还会增加患心血管疾病的风险，降低免疫功能，甚至可能诱发包括肿瘤在内的多种疾病。确凿的研究表明，睡眠质量低下、睡眠时间过短（少于 6 小时）或过长（超过 8 小时）与多种慢性疾病（如糖尿病、高血压、抑郁症和癌症等）的发病率密切相关。例如，睡眠剥夺会影响食欲控制、血糖稳定以及皮质醇等激素水平。同时，睡眠剥夺还与循环儿茶酚胺水平的变化和自主神经反应的改变有关。此外，与睡眠规律的人群相比，睡眠不规律的人群患心血管疾病的风险增加了 2 倍。研究者指出，缺乏睡眠会以剂量反应的方式加剧个体的焦虑症状，无论是慢性睡眠不足还是急性完全睡眠剥夺，都显著提高了健康个体的焦虑水平。接下来，本文将重点探讨睡眠呼吸暂停对人类健康的具体危害。

睡眠呼吸暂停的主要特征是在睡眠期间，由于上气道的局部或完全塌陷和/

或呼吸中枢的驱动减弱，导致呼吸暂停。这种情况会引起慢性间歇性低氧血症、CO_2滞留、反复胸腔内负压增加、频繁微觉醒、睡眠结构紊乱、日间嗜睡以及记忆力减退等。此外，它还可能导致自主神经功能失调。在临床上，OSA 较为常见。据估计，全球约有 10 亿 30 ～ 69 岁的成年人患有 OSA，其中中国患者数量最多，达到 1.76 亿，其次是美国、巴西和印度。该病不仅会导致缺氧和 CO_2 滞留，还可能引起或加剧高血压、冠状动脉粥样硬化性心脏病、心律失常、心力衰竭、糖尿病及胰岛素抵抗、脑卒中、失眠、情绪障碍、认知功能障碍和肥胖等问题。研究显示，未经治疗的重度 OSA 患者的死亡率是普通人群的 3.8 倍。中国 20 家医院的数据表明，国内 OSA 患者的高血压发病率高达 49.3%，而在顽固性高血压患者中，OSA 患者占比达到 83%。对 OSA 患者进行治疗，可以显著降低血压。此外，OSA 患者发生脑卒中的概率是对照组的 4.33 倍，死亡率是对照组的 1.98 倍。OSA 对多个身体系统造成损害，是一种真正的全身性疾病。因此，医生、患者以及整个社会都应充分认识到 OSA 对身体的危害性及严重性，并给予足够的重视。睡眠呼吸暂停对健康的危害如图 8-1 所示。

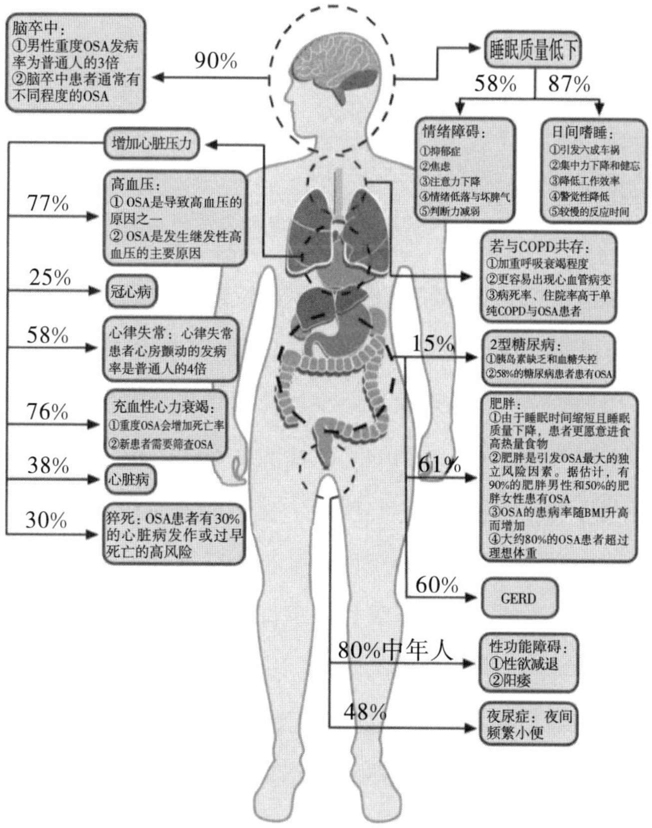

图 8-1 睡眠呼吸暂停对健康的危害

一、睡眠呼吸暂停会促发心血管疾病

OSA 在高血压、心力衰竭、冠状动脉疾病、肺动脉高压、心房颤动和脑卒中的患者中的发病率为 40% ～ 80%。尽管 OSA 在心血管疾病患者中的发病率显著，且这些患者容易受到 OSA 相关应激源的影响，从而引发心血管不良事件，但是在心血管疾病的临床诊疗实践中，OSA 往往未获得足够的重视和治疗。OSA 的主要生理变化包括间歇性缺氧血症、高碳酸血症、睡眠的片段化、胸腔内负压的增加、内皮功能障碍、交感神经和肾素 – 血管紧张素 – 醛固酮系统的激活，以及氧化应激反应的增强等。OSA 导致心血管并发症的机制如图 8–2 所示。

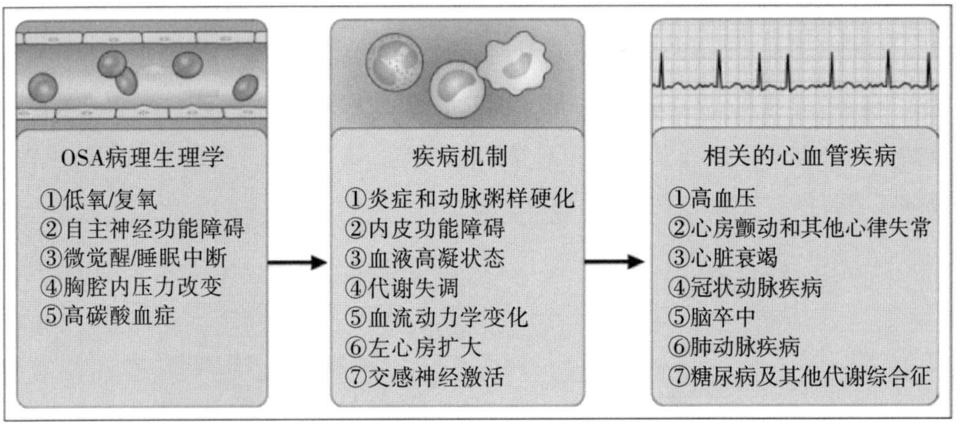

图 8–2　OSA 导致心血管并发症的机制

（1）低氧血症和高碳酸血症是化学感受器反射介导的传出交感神经和去甲肾上腺素能神经元释放的强烈刺激。OSA 的患者尿液中儿茶酚胺水平升高，肌肉交感神经系统活动增强。血压升高和心率加速通常在睡眠期间发生阻塞事件时出现，这些现象与交感神经系统活动的间歇性激增有关。此外，睡眠呼吸暂停发作在快速眼动睡眠期间更为频繁，在此期间，交感神经活动增加。在睡眠呼吸暂停事件发生期间，血氧饱和度降低的严重程度与交感神经活动的升高程度及血压升高的幅度相关。总体而言，睡眠呼吸暂停事件期间的间歇性低氧血症，特别是伴有高碳酸血症时，会导致交感神经的激活。这种激活不仅发生在夜间，还可延续至日间，是 OSA 患者出现日间持续高血压的重要因素。导致 OSA 患者交感神经激活的另一个因素是肺牵张反射受体的抑制。睡眠呼吸暂停事件发生后，呼吸频率的立即增快会增加肺部牵张传入神经的放电，这反过来会反射性地抑制心血管副交感神经活动，导致血压升高和心率加速。低压心肺反射的调节也可能在 OSA 患者交感神经激活中发挥作用。

（2）除引发 OSA 患者的交感神经过度活跃外，间歇性低氧血症还与肾素－血管紧张素－醛固酮系统激活和醛固酮增多症有关。OSA 存在时，对肾素－血管紧张素－醛固酮系统的刺激可能引发恶性循环，即与非 OSA 患者相比，OSA 患者的醛固酮和血管紧张素Ⅱ水平升高。此外，OSA 患者血浆醛固酮水平的升高与顽固性高血压有关。OSA 患者原发性醛固酮增多症的发病率较高。几种可能的机制可以解释这种关联，包括醛固酮诱导的内皮完整性改变和细胞旁通透性增加，导致血管内液体潴留增加和咽部水肿加重。此外，上气道平滑肌上的醛固酮受体可能介导咽部水肿的加重，导致 OSA 的发生。

（3）间歇性缺氧和复氧的发生可导致缺血和再灌注，促使活性氧的产生。

氧化应激反应还会导致全身炎症和内皮功能障碍，这是动脉粥样硬化和心血管并发症发生机制中重要的第一步。内皮功能障碍已在 OSA 患者中得到证实。此外，OSA 和非杓型血压模式已被证明对动脉粥样硬化的发展具有累加效应。

（4）与上气道阻塞相关的胸腔内负压会增加心房和心室壁张力，以及心肌需氧量。随着时间的推移，这可能会导致左心室肥厚和心房重构，这两种情况都会增加心力衰竭和心房颤动的发生风险。在 OSA 患者中，无论是否伴有高血压，都可以检测到心房和左心室功能异常所提示的靶器官损害。

二、睡眠呼吸暂停会促发糖尿病

2 型糖尿病患者合并 OSA 的发病率高、知晓率低，近年来，发病率呈上升及年轻化趋势。国外资料显示，2 型糖尿病患者合并 OSA 的平均发病率为 55%（24% ～ 86%），发病风险比非 2 型糖尿病患者高 50%。国内研究显示，住院的 2 型糖尿病患者合并 OSA 的发病率在 60% 以上，肥胖的 2 型糖尿病患者合并 OSA 的发病率高达 86%。而在 OSA 患者中，糖尿病发病率亦明显高于正常人。

OSA 与糖尿病相互作用机制有以下 2 点。

（1）睡眠片段化会导致交感神经兴奋和下丘脑－垂体－肾上腺素轴负反馈作用减弱。交感神经过度兴奋，会破坏糖原，引起糖异生，导致血糖稳态调节紊乱，胰岛素抵抗，血儿茶酚胺与皮质醇水平升高及血糖升高。同时，由于下丘脑－垂体－肾上腺轴负反馈作用的减弱，夜间糖皮质激素分泌增加，应激反应增强，糖异生增加，糖原合成受抑制，糖耐量增加，则产生胰岛素抵抗。OSA 的慢性间断缺氧血症及睡眠片段化会引起能量代谢及食欲的变化，也可导致 5- 羟色胺的耗竭和瘦素抵抗，引起糖尿病和肥胖，并进一步加重 OSA。长时间的睡眠不足和睡眠质量低下会增加 2 型糖尿病的发病率。从临床研究得出的结论可知，无论是轻度还是中、重度 OSA 患者，都存在胰岛素抵抗的现象。睡眠不足，或长时间的睡眠质量低下，都会增加患糖尿病的风险。此外，缺氧和睡眠中断会使肿瘤坏死因子 - α（TNF- α）和白介素 -6（IL-6）等炎症因子水平升高，从而导致胰岛素抵抗。

（2）糖尿病会造成神经、内分泌、代谢和免疫系统功能紊乱及器官损伤，导致睡眠觉醒失衡。例如皮肤瘙痒、下肢血管病变、夜尿增多、低血糖惊醒、2 型糖尿病伴发肥胖等，均会导致 OSA 的发生。当然，2 型糖尿病患者的 OSA 发病率高于一般人群，并随着 OSA 严重程度的增加而进一步增高。2 型糖尿病的发生与 OSA 密切相关。最近的研究结果显示，与没有糖尿病的人群相比，1 型糖尿病患者患 OSA 的风险增加，因此，1 型糖尿病患者也要警惕 OSA 的发生。OSA 导致 2 型糖尿病的机制如图 8-3 所示。

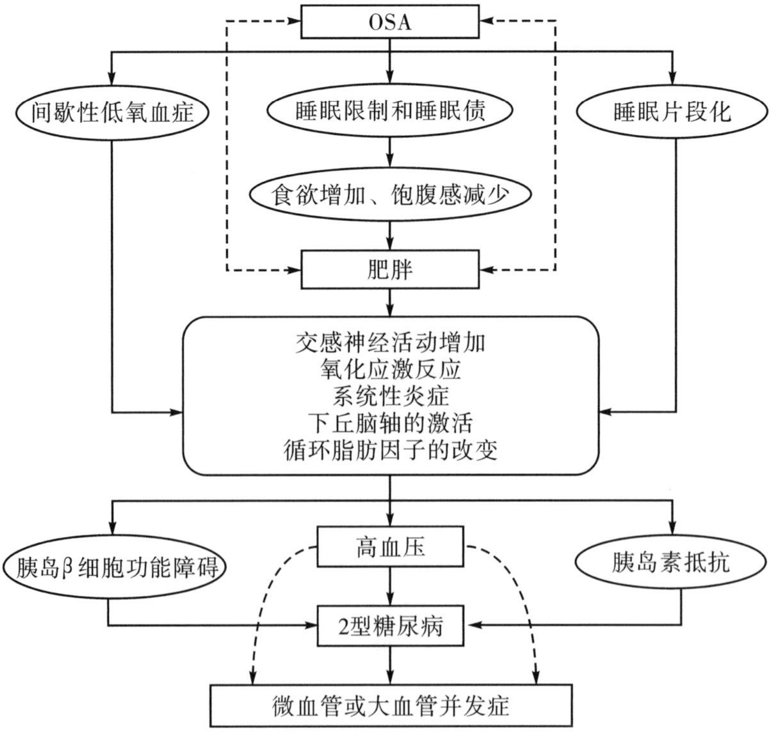

图 8-3　OSA 导致 2 型糖尿病的机制

三、睡眠呼吸暂停会损害认知功能

睡眠可以维持大脑功能的正常运转，在睡眠过程中，大脑还会对日间学习的信息进行加工处理，如此，对于记忆的巩固和遗忘有着重要作用。相比于清醒状态，睡眠过程中运载脑脊液的神经胶质细胞通道会扩张 60%，让大量脑脊液流入大脑，以促进大脑清除日间产生的代谢性物质。在非快眼动睡眠期间，慢波振荡和 δ 波在记忆加工处理过程中存在相互竞争的现象，慢波振荡有利于记忆巩固，而 δ 波主要促进记忆的遗忘，并且慢波振荡和睡眠纺锤波之间的精准耦合对于记忆的巩固尤为重要。越来越多的研究证明，睡眠呼吸障碍与认知功能下降和阿尔茨海默病之间存在密切关系。OSA 患者存在广泛的认知功能损伤，可损害逻辑能力、影响言语和空间工作记忆，以及注意力、反应时间、策略运用能力和执行能力等认知功能的多个方面。OSA 引起认知功能下降的机制目前尚不明确。

间歇性缺氧血症和睡眠片段化是中年 OSA 患者认知和脑结构缺陷的最可能原因，而短期和长期 CPAP 治疗均可改善某些认知功能。淀粉样斑块是阿尔茨海默病已知的特异性指标，由澳大利亚和冰岛科学家组成的研究小组提供了一些迄今为止最有力的证据，证明阿尔茨海默病与睡眠呼吸暂停有关。研究首次报告，在临床证实患有 OSA 的人的大脑中发现了类似阿尔茨海默病的淀粉样斑块。OSA 可能通过以下多种机制促进阿尔茨海默病的神经病理改变与临床进展。首先，睡眠结构中断、间歇性缺氧血症、血流动力学变化均可直接导致如记忆力减退、执行功能受损，以及情绪改变等认知障碍。其次，OSA 造成的持续的低氧血症、睡眠片段化以及日间嗜睡均可使炎症和氧化应激增加，快速眼动期睡眠和慢波睡眠受损，以及脑脊液和间质之间压力失衡，从而导致 Aβ 沉积和 Tau 蛋白的过度磷酸化，使神经元的可塑性发生变化和神经元的丢失，最终导致阿尔茨海默病的发生。此外，OSA 所造成的心血管疾病及全身代谢性疾病（如糖尿病）等并发症，也可促使阿尔茨海默病的发生与发展。最后，慢波睡眠的减少及胸腔内压力和类淋巴系统的变化也可在一定程度上影响认知功能。OSA 导致认知功能障碍的可能机制如图 8-4 所示。

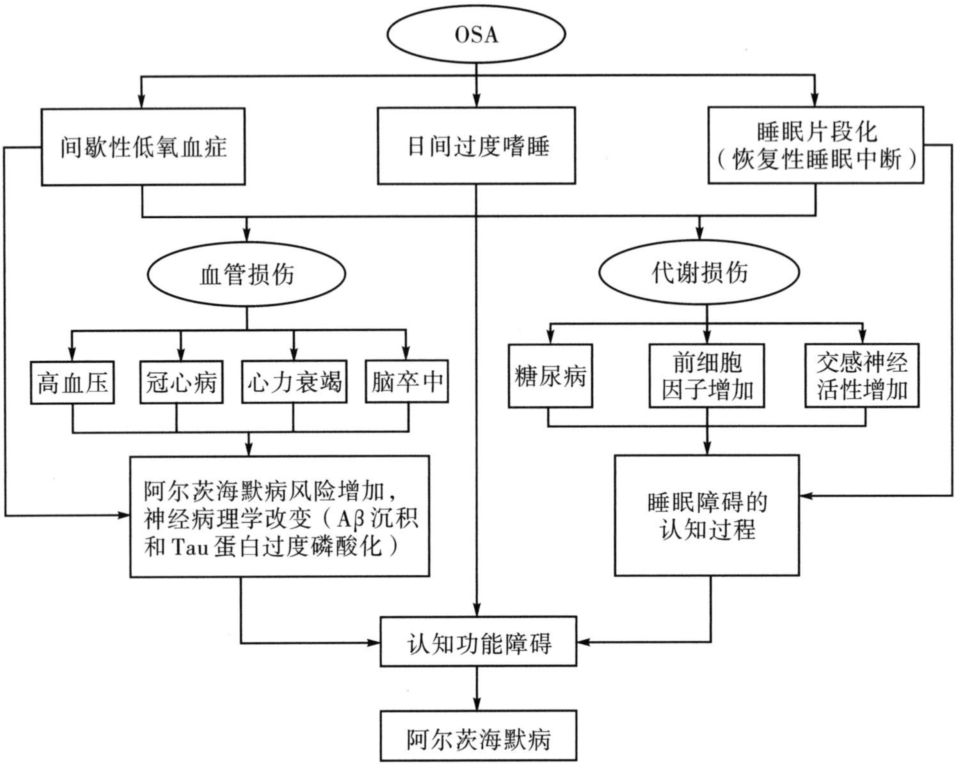

图 8–4　OSA 导致认知功能障碍的可能机制

四、睡眠障碍会损害免疫功能

睡眠与免疫系统之间存在着紧密的联系，那些与睡眠启动相关的基因同样参与调节机体的免疫功能。充足的睡眠能够促进机体产生 T 淋巴细胞和 B 淋巴细胞，从而增强免疫力并降低感染的风险；相反，睡眠紊乱会严重干扰免疫系统的正常运作。宾夕法尼亚大学与哈佛大学的联合研究表明，果蝇在遭受细菌感染后，其大脑会合成抗菌肽 NEMURI 蛋白，这导致果蝇的睡眠时间延长，从而提高了对感染的抵抗力和存活率。缺乏睡眠会削弱个体的免疫能力，导致机体对病毒的防御力显著下降。与每晚睡眠时间＞ 7 小时的人相比，每晚睡眠时间＜6 小时的人患感冒的风险要高出 4.2 倍。因此，睡眠与免疫功能相互作用，即炎症反应可以激活免疫系统，进而破坏正常的睡眠模式，而优质的睡眠有助于降低感染风险，改善感染后的恢复情况，并减轻疫苗接种后的不良反应。

五、睡眠障碍会促发肿瘤

《灵枢·邪客》中提到："天有昼夜，人有卧起……"睡眠是调节人体阴阳平衡的关键方式，也是养生的极佳策略。近期的研究揭示了睡眠与肿瘤发生之间的关联，良好的睡眠习惯甚至有可能延长肿瘤患者的生存期。目前的数据显示，恶性肿瘤患者中，睡眠障碍的发生率是普通人群的 3 倍。据统计，有 52.6% ～ 67.4% 的肿瘤患者遭受失眠的困扰。由于疾病和治疗的影响，肿瘤患者体内的某些细胞因子水平上升，导致下丘脑－垂体－肾上腺轴过度活跃，昼夜节律失调，以及褪黑激素分泌减少，这些因素最终导致了睡眠障碍。睡眠障碍涵盖了失眠、过度睡眠、睡眠相关运动障碍、睡眠呼吸障碍和异态睡眠等多种形式。癌症相关的睡眠障碍通常表现为入睡困难、入睡潜伏期延长、维持睡眠困难、觉醒次数增多以及觉醒持续时间增长，从而导致总睡眠时间缩短。2017 年，美国学者在国际期刊上发表了关于晚期肿瘤患者睡眠时间与死亡率关系的研究论文。研究显示，晚期肿瘤患者平均每晚睡眠时间为 6.5 小时，平均入睡时间为 29.9 分钟。此外，相关报道指出，睡眠时间在 6.5 ～ 7.4 小时的人群死亡率最低，而睡眠时间＜4.4 小时或睡眠时间＞ 8.5 小时的人群死亡率则显著增加。因此，对于肿瘤患者来说，保持每晚 6.5 ～ 7.4 小时的睡眠时间是最为有益的。由此可见，充足且优质的睡眠在一定程度上决定了人体的健康状况，甚至在某种程度上影响了肿瘤患者的生存时间。

良好的睡眠对于降低慢性疾病的发病率、避免医疗资源的过度消耗以及减轻家庭经济压力等方面具有显著影响。因此，主动关注睡眠健康在国际健康领域显得尤为重要，值得临床医生和广大民众给予足够的重视。

睡眠障碍不仅会引起身体疾病，损害健康，还会给社会带来沉重的经济负担。根据世界卫生组织的统计，全球每年因睡眠不足导致的经济损失高达 6800 亿美元。众所周知，一些重大事故，例如美国宾夕法尼亚州的核反应堆泄漏、乌克兰切尔诺贝利核电站的爆炸以及美国阿拉斯加油轮触礁搁浅等，都与操作人员的睡眠不足有关。有数据显示，由于上班族睡眠不足和睡眠质量低下，美国每年的经济损失约 4110 亿美元，英国估计每年的经济损失为 300 亿～ 350 亿美元。中国尚未有这方面的详细数据，但据推测情况可能更为严重，尤其是在最近几年。这表明如果不采取措施干预睡眠问题，每年的经济损失将会进一步增加。

睡眠障碍对国家经济造成的损失是巨大的，同时，由于生产效率低下，劳动者本人也会遭受巨大的经济损失。一些失眠患者未能及时接受治疗。研究者对这些患者进行调查后发现，他们中有 40% ～ 80% 会经历各种心理不适，失眠者比不失眠者更容易感到疲劳，在工作中打瞌睡的次数也更多。最直接的影响表现在平均生产力上，与健康睡眠者相比，每天睡眠时间<6 小时的员工平均生产力会下降 2.4%。失眠患者的缺勤率是正常人的 2 ～ 3 倍，他们在日间的睡意浓重，工作中出错的概率是正常人的 1.5 倍。长期来看，由于频繁出错，失眠患者的收入会降低，升职加薪的机会也会减少。

鉴于睡眠问题对个人健康和社会经济造成的重大负面影响，研究和开发旨在改善睡眠问题的产品与服务的市场规模正在持续扩大。值得注意的是，随着消费者对高质量睡眠的需求日益明确，科技赋能的睡眠经济正呈现不断上升的趋势。然而，国内市场上的睡眠产品面临诸多挑战，形势依然严峻。目前，国内市场上的睡眠产品主要集中在失眠药物和监测睡眠质量的智能设备上，这些产品往往伴随着不良反应，且难以解决根本问题。在这个快节奏的社会中，生活和工作的压力正在剥夺一些人的睡眠时间。或许在未来，科技的进步将能够帮助人们迅速入睡，但无论如何，人们依旧渴望能够在夜深人静时自然地进入甜美的梦乡。随着越来越多的年轻人热衷于“养生”，他们更愿意为改善睡眠质量投资，这使得睡眠经济市场规模不断扩大，并有望持续增长。对我们每个人而言，通过积极关注睡眠问题并提高睡眠质量，也是在为国家经济增长做出贡献。

第二节 推动睡眠主动健康国际化的内容与方法

在《国务院关于实施健康中国行动的意见》中，明确提出了“健康中国”行动的四大原则，概括来说就是普及健康知识、提升健康素养；倡导自主自律的生活方式，促进健康生活；实施早期干预，完善健康服务；鼓励全民参与，实现健康成果的共建共享。这四大原则共同强调了预防疾病、主动维护健康的策略。主动健康，作为我国公民在新时代对健康需求的新理念和新模式，鼓励人民群众积极行动起来，深刻理解睡眠健康的重要性以及睡眠障碍的潜在危害。

睡眠医学作为一门学科，在发达国家已经发展得相当成熟。自 20 世纪 70 年代中期起，欧美等发达国家的医学界对睡眠障碍的研究日益重视，并建立了众多的睡眠中心。相比之下，我国的首家睡眠中心成立于20世纪80年代，但目前在国内，睡眠医学尚未成为一个独立的专门科室，而是作为三级学科存在于各大医院的不同科室之中，依附于其他学科。因此，目前我国的睡眠医学工作多由“兼职”医生承担，缺乏统一的行业规范和综合管理，以及专业人员的认证和培训体系。

随着全球化的推进，睡眠健康问题逐渐成为各国政府和公众关注的焦点。我国在睡眠主动健康领域拥有巨大的发展空间和潜力。然而，我们不应仅将目光局限于国内市场，而应同时瞄准国际市场，努力打造具有品牌和特色的健康睡眠产品。这样，我们才能为中国健康睡眠产业走向世界奠定坚实的基础。为了推动我国睡眠主动健康事业的国际化进程，我们需要从以下8个方面着手。

一、构建睡眠主动健康服务体系

睡眠主动健康服务体系，依托先进的睡眠健康技术，实现对健康信息的连续动态采集。通过建立睡眠健康大数据库，构建了一个覆盖全人群、贯穿全生命周期的危险因素控制、行为干预、疾病管理与健康服务的技术与产业支持体系。该服务体系的特点在于其“主动性”“预防性”“精准性”“个性化”“共建共享性”以及“自主自律性”。

二、建立睡眠主动健康服务机构或中心

睡眠主动健康服务机构致力为公众提供睡眠健康相关的科普教育、咨询、治疗和家庭康复服务。建议成立中外合作的国际睡眠主动健康诊疗中心，打造一个集国际睡眠医生培训、会诊和临床治疗于一体的综合性平台，实现从诊断、治疗到康复的全方位睡眠问题服务模式。睡眠主动健康中心将负责睡眠评估、干预和健康促进等关键环节，而社区医疗卫生机构和乡镇卫生所等基层单位则承担健康体检和信息收集等辅助职能，目标是构建一个利用互联网、物联网等技术，以睡眠主动健康中心为核心，为所有人群和全生命周期提供以睡眠主动健康为目标的睡眠健康知识、保健方法和诊疗资源的资源库及服务网络。睡眠主动健康服务机构或中心应具备睡眠健康评价标准、明确的服务对象、睡眠主动健康服务标准、管理规范等。内容涵盖睡眠主动健康中心的基础要素、患者接收与病程管理、睡

眠障碍的药物治疗原则、心理治疗与行为干预原则、常用治疗设备及操作规范、多学科联合会诊制度与流程、中心分级与双向转诊制度、睡眠医学专业知识与技能培训等全方位内容。这些内容旨在为国内外同行在建设睡眠主动健康中心时提供指导，并推动国际睡眠主动健康标准化诊疗和专业人才的培养。

三、制定并推广国际睡眠健康标准和指南

（1）制定指南和标准是现代化大生产的必要条件。标准化可以规范社会的生产活动，规范市场行为，引领经济社会发展，推动建立最佳市场秩序，促进相关产品在技术上的相互协调和配合。随着科学技术的发展，生产社会化程度越来越高，技术要求越来越复杂，生产协作越来越广泛。许多工业产品和工程建设，往往涉及几十个、几百个，甚至上万个企业，协作点遍布世界各地。这样一个复杂的生产组合，客观上要求其必须在技术上使生产活动保持高度的统一性和协调性。这就必须通过制定和执行许多技术标准、工作标准和管理标准，使各生产部门和企业内部各生产环节有机地联系起来，以保证生产有条不紊地进行。在睡眠主动健康领域，同样需要相关标准和指南来规范睡眠市场。

（2）标准和指南是睡眠主动健康科学管理的基础。标准化有利于实现科学管理和提高管理效率，现代生产讲究的是效率，效率的内涵是效益。

（3）制定指南和标准是调整睡眠主动健康产品结构和产业结构的需要。标准化可以使资源得到合理利用，简化生产技术，实现互换组合，为调整产品结构和产业结构创造有利条件。

（4）制定指南和标准是扩大睡眠主动健康市场的必要手段。生产的目的是消费，生产者要找到消费者，就得开发市场。标准化不仅为扩大生产规模、满足市场需求提供了可能，也为实施售后服务、扩大竞争创造了有利条件。需要强调的是，由于生产社会化程度越来越高，各个国家和地区的经济发展已经与全球经济紧密联结成一体，标准和标准化不仅为世界一体化的市场开辟了道路，同样为企业进入这样的市场设置了门槛。

（5）制定标准和指南是促进科学技术转化成生产力的平台。科学技术是第一生产力，但是在科学技术尚没有走出实验室之前，它只能在科学技术领域内产生影响和发挥作用，只是潜在的生产力，还不是现实的生产力。只有通过技术标准提供的统一平台，才能使科学技术迅速地过渡到生产领域，向现实的生产力转

化，从而产生应有的经济效益和社会效益。标准化与科技进步有着十分密切的关系，两者相辅相成、互相促进。标准化是科技成果转化为生产力的重要桥梁，先进的科技成果可以通过标准化手段转化为生产力，推动社会的进步。

（6）制定指南和标准是推动睡眠主动健康贸易发展的桥梁和纽带。标准化可以增强世界各国的相互沟通和理解，消除技术壁垒，促进国际睡眠主动健康发展和科学、技术、文化的交流与合作。当前世界已经被高度发达的信息和贸易联成一体，贸易全球化、市场一体化的趋势不可阻挡，而真正能够在各个国家和各个地区之间起到联结作用的桥梁和纽带就是技术标准。只有全球按照统一标准组织生产和开展贸易，睡眠主动健康市场行为才能在更大的范围和更广阔的领域内发挥应有的作用，人类创造的物质财富和精神财富才有可能在全世界范围内为人类所共享。

（7）制定指南和标准是提高睡眠主动健康质量和保护患者安全的需要。标准化有利于稳定和提高产品、工程和服务的质量，促进企业走质量效益型发展道路，提高企业素质，增强企业竞争力；有利于保护人类健康，保障人身和财产安全，保护生态环境，合理利用资源；有利于维护消费者权益。技术标准是衡量产品质量好坏的主要依据，技术标准水平代表着产品质量水平，没有高水平的标准，就没有高质量的产品。各国应根据本国情况制订相应的睡眠主动健康标准，并与世界睡眠主动健康标准接轨，进而实现睡眠主动健康标准国际化。

四、加强睡眠主动健康领域的国际交流和合作

通过参与多样化的国际和国内学术研讨会、文化节以及项目交流活动，我们积极采用“走出去”和“引进来”的策略，广泛传播与睡眠主动健康相关的文化理念和产品。加强在睡眠主动健康领域的国际合作与交流，不仅有助于推动全球睡眠主动健康市场的经济发展，而且为我国在该领域的发展创造了有利的外部环境。此外，这也有助于提升我国在睡眠主动健康技术方面的水平，使我们能够更全面地融入经济全球化的进程。最终，增强我国的综合国力和国际竞争力，提升我国在国际舞台上的地位和影响力。世界各国应强化在睡眠主动健康产业领域的合作与交流，携手促进该产业的共同进步。

五、培养睡眠主动健康国际化专业人才

随着我国综合国力的提升，越来越多的国际学生选择来我国深造，其中不乏对中国文化抱有浓厚兴趣的学生。因此，国内高等院校及其他教育机构，在优化资源配置、强化教学重点、合理规划课程的同时，也完全有能力承担起培养人才的重任。特别是对于睡眠主动健康领域，我们应致力培育具有国际化视野的专业人才，为该领域在全球范围内的发展储备必要的技术力量。

六、加强睡眠主动健康宣传和教育

各国应通过多种渠道向公众普及关于睡眠主动健康的科学知识，提升公众对该领域的重视和理解，同时纠正不良的睡眠习惯，以解决睡眠障碍问题。这样，不仅能够为睡眠主动健康教育和传播活动打下坚实的基础，还能为解决民众面临的睡眠障碍问题或消除对这些障碍的误解提供科学而有效的指导。此外，建立一个专注于睡眠主动健康促进与教育的协会，将为相关宣传和教育工作提供强有力的支持。

七、加强国内医学教育机构与国外医学教育部门的合作

国内的医学教育机构应主动与国际医学教育部门建立紧密的合作关系，形成稳定的协作机制，以有效应对睡眠主动健康在国际化进程中遭遇的诸多挑战。

在实际操作中，我们还应不断寻求创新和多样化的文化交流方式。鉴于世界发展的步伐不断加快，人类文明的交流与融合日益加深，坚持旧有模式显然与全球发展趋势不符。为了使中国的睡眠主动健康理念在新时代走向世界，我们不仅需要更宽广的国际视野，还需要具备勇于创新的精神。随着中国睡眠主动健康理念逐渐被世界认可，其模式亦可通过多种途径转化为多元化的实体经济形态，成为中国健康产业国际化的重要组成部分。

综上所述，推动睡眠主动健康国际化是一个需要各方共同参与和努力的过程，我们应通过国际合作与交流，共同促进全球睡眠健康水平的提高。

第三节　睡眠主动健康国际化的意义

随着社会经济的持续快速发展，生活节奏的加快以及生活方式的改变，睡眠障碍现象日益普遍。2019 年，《健康中国行动（2019—2030 年）》将失眠现患率和成年人每天平均睡眠时间纳入“健康中国”行动指标。推动睡眠健康成为“健康中国”行动的关键内容之一。睡眠主动健康模式是在中国人的睡眠健康背景下提出的，是一种创新的医学模式，体现了我国经济的持续发展和国际地位的日益提升。该模式的应用不仅能够引领全球睡眠医学的新趋势，而且是实现中华民族伟大复兴的健康基石，更是中国文化自信的重要体现。

睡眠主动健康医学模式通过控制外部因素，激发睡眠障碍人群的自组织能力，逐步改善机体的睡眠健康状况，远离睡眠疾病，达到控制和延缓睡眠疾病及其相关并发症的目的，甚至有可能逆转这些并发症。该模式坚持以睡眠健康为核心，以预防为主导，覆盖全人群和全生命周期，将睡眠健康融入所有政策之中，联合各行各业的力量，旨在减少睡眠疾病的发生，强化早期诊断、早期治疗和早期康复，确保全民能够享受到全方位、公平、可及、优质、高效的睡眠健康服务，从而提升全民睡眠健康水平。

综上所述，在人民群众对睡眠服务需求日益增长、国家政策大力支持和推动的背景下，通过睡眠主动健康模式，使人们成为自身健康的第一责任人，是完善公共卫生防控体系的基础，是服务于国家大局、人民福祉、国家战略和国家安全的重要举措，也是推进“健康中国”建设的重要途径。

参考文献

[1]于莹，阎建军.健康保险蓝皮书：中国健康保险发展报告（2021）[M].北京：社会科学文献出版社，2021.

[2]武留信，朱玲，陈志恒，等.健康管理蓝皮书：中国健康管理与健康产业发展报告NO.4（2021）[M].北京：社会科学文献出版社，2021.

[3]赵忠新.睡眠医学[M].北京：人民卫生出版社，2016.

[4]陆林.中国睡眠医学中心标准化建设指南[M].北京：人民卫生出版社，2021.

[5]周燕.围术期认知心理疗法对乳腺癌患者手术效果及睡眠质量的影响[J].世界睡眠医学杂志，2023，10（12）：2887-2889，2893.

[6]钱静.心理护理联合疼痛护理在改善老年股骨颈骨折患者术后疼痛及睡眠质量中的作用分析[J].世界睡眠医学杂志，2023，10（12）：2869-2872.

[7]何金兰.家庭治疗对产后抑郁患者心理健康及睡眠质量的改善研究[J].世界睡眠医学杂志，2023，10（12）：2883-2886.

[8]刘冬妹.分析个性化心理护理对瘢痕子宫患者睡眠质量及心理健康的影响[J].世界睡眠医学杂志，2023，10（12）：2880-2882，2886.

[9]陈良英，吴招女，廖丹华.研究睡眠护理联合心理干预对慢性肾炎患者睡眠质量的影响[J].世界睡眠医学杂志，2023，10（12）：2890-2893.

[10]陈莹.个体化运动疗法联合针对性护理干预对血液透析患者睡眠质量及生命质量的影响[J].现代养生，2024，24（3）：227-230.

[11]胡荣寒.有氧联合抗阻运动对肺癌术后化疗患者疲乏及睡眠质量的影响研究[J].婚育与健康，2024，30（2）：25-27.

[12]黄姗，黄丽珍.温通拨筋罐配合皮肤针循经叩刺对脑卒中后上肢痉挛患者睡眠质量及运动功能的影响[J].世界睡眠医学杂志，2023，10（12）：2794-2796.

[13]霍华英，常毅刚，汤宇.归脾二仙汤辅助治疗对围绝经期抑郁症（脾肾两虚型）患者卵巢功能、神经内分泌及睡眠质量的影响[J].世界睡眠医学杂志，2023，10（10）：2280-2283.

[14]李健鹏，王洪亮，胡大智.氟哌噻吨美利曲辛联合阿普唑仑对老年失眠伴焦虑患者睡眠质量、神经内分泌及不良反应的影响[J].药品评价，2023，20（10）：

1284-1287.
[15]韩宇，高晓冉，李杨，等.养心安神祛痰汤与董氏奇穴治疗对失眠病人中医证候积分、内分泌水平及睡眠质量的影响[J].中西医结合心脑血管病杂志，2022，20(24)：4581-4584.
[16]顾文静，平小英，胡平.逍遥散对乳腺癌内分泌治疗后类更年期综合征患者PFS评分、性激素水平及睡眠质量的影响[J].四川中医，2022，40(10)：163-165.
[17]王世芳，杨艳云，苏雅洁.舒适护理对慢性阻塞性肺疾病合并呼吸衰竭患者睡眠质量及肺功能的影响[J].中国医药指南，2024，22(7)：180-182.
[18]沈煜斌，欧茜文，刘松.阻塞性睡眠呼吸暂停对脑代谢功能的影响[J].中国呼吸与危重监护杂志，2024，23(2)：132-137.
[19]郭娜，孙辉，郑大炜.无创机械通气对老年COPD合并呼吸衰竭患者睡眠质量与认知功能的影响[J].国际精神病学杂志，2024，51(1)：199-200，207.
[20]谢冬梅.多方位呼吸功能改善干预对慢性阻塞性肺疾病患者呼吸动力学指标及睡眠质量的影响研究[J].中国医药指南，2024，22(1)：34-36.
[21]蔡珍，艾婷婷.睡眠时间与冠心病发病风险的研究进展[J].实用预防医学，2023，30(11)：1405-1409.
[22]王琳，钱灿民，王沛春.围绝经期女性心血管功能紊乱与抑郁心理和睡眠质量的相关性[J].中国妇幼保健，2023，38(10)：1910-1913.
[23]洪宝珊，吴文法，曹猛，等.基于China-PAR模型中老年患者不同心血管病风险等级与认知功能睡眠质量关系的临床研究[J].中国实用内科杂志，2021，41(11)：960-965.
[24]冯晓玲，姚睿婷，韩昕宇，等.早发性卵巢功能不全伴睡眠障碍中医证型分布规律探析[J].南京中医药大学学报，2024，(1)：83-89.
[25]乔宇，韩紫阳，张星豪，等.睡眠参数与男性性功能障碍的相关性研究[J].中国医学前沿杂志(电子版)，2023，15(10)：85-89.
[26]胡博文.达格列净对慢性睡眠剥夺小鼠心血管功能的保护作用及机制研究[D].上海：中国人民解放军海军军医大学，2022.
[27]谢晨，杨文佳，于心同，等.睡眠研究中相关动物选择的进展[J].中国实验动物学报，2012，20(2)：87-92.
[28]刘松，张贝贝，丁宏.睡眠质量对农村老年人生命质量的影响：心理健康的中介效应与跌倒风险的调节作用[J].南京医科大学学报(社会科学版)，2024，24

(1): 43-48.
[29]蒋俊珍.慢性阻塞性肺疾病的预防及护理[J].保健文汇，2020(16): 63.
[30]程清泉.支气管哮喘预防与治疗[J].特别健康，2020(33): 11.
[31]郑妍，邹晓峰，王学菊，等.基于“体医融合”的心血管疾病预防和康复新模式[J].中国老年学杂志，2023，43(18): 4591-4596.
[32]杨天柱，王翠英.高血压预防与治疗[J].中国民族民间医药，2010，19(7): 108-108.
[33]崔荣，张姝，吴丽英，等.运动康复疗法对慢性心力衰竭患者心率的影响研究[J].系统医学，2023，8(4): 96-99.
[34]范晓静，陈德福，曾晶，等.光影响生物节律的研究进展[J].中国激光医学杂志，2021，30(1): 1-7.
[35]阻塞性睡眠呼吸暂停合并代谢综合征诊疗专家共识组.阻塞性睡眠呼吸暂停合并代谢综合征诊疗专家共识(2022)[J].中华耳鼻咽喉头颈外科杂志，2023，58(2): 99-110.
[36]金幸美，李小妹.高校学生睡眠质量研究[J].护理研究，2012，26(24): 2243-2246.
[37]杨玉玲，付君，崔喆，等.大学生睡眠障碍患者神经心理特征研究[J].中国学校卫生，2012，33(10): 1173-1175.
[38]王小刚，杨梓钰，代晓怡，等.以人为中心的主动健康管理服务模式下签约服务核心团队配置研究[J].中国全科医学，2019，22(13): 1542-1547.
[39]张颖，黄蓉.主动健康在睡眠中的应用概况[J].中国医刊，2020，55(6): 599-603.
[40]黎婉钰，金花，于德华.基于社区卫生服务机构的主动健康实施策略[J].中国全科医学，2022，25(31): 3928-3932.
[41]付航，王成增，王素凡，等.大型公立医院参与主动健康的路径探讨[J].中国医院管理，2023，43(6): 84-86.
[42]王素凡，王成增，付航，等.主动健康的关键要素与实现路径探讨[J].医学与社会，2023，36(6): 25-29，58.
[43]叶恬恬，赵允伍，王晓松，等.基于“主动健康”理念的社区慢性病管理模式研究[J].卫生经济研究，2021，38(8): 45-48.
[44]蔡琼，李瑞锋，杜松星，等.主动健康在智慧医疗中的应用与发展趋势分析[J].医学信息学杂志，2023，44(1): 20-24.

[45]张倩倩，金花，史晓晓，等.我国主动健康的实施现状及对各责任主体实施策略的建议［J］.中国全科医学，2022，25（31）：3923-3927，3932.
[46]邓雪梅.睡眠健康教育对大学生睡眠质量的影响［J］.中国卫生事业管理，2021（2）：52-54.
[47]张丽娟.学校教育与睡眠健康［J］.中国学校卫生，2019（9）：48-50.
[48]李侠，王洪，徐荣，等. 3～6.5岁儿童睡眠行为与气质关系的研究［J］.中国行为医学科学，2000，（3）：59-60，67.
[49]杨少萍，吴汉荣，张斌，等.武汉市学龄前儿童睡眠障碍与气质关系的研究［J］.中国学校卫生，2006，（9）：739-740.
[50]苏平，王秀英.孕妇妊娠晚期失眠的诱因分析及护理干预对策［J］.中外医疗，2009，28（21）：11-12.
[51]朱建楠，孙晴晴，陈倩倩，等.睡眠障碍与妊娠［J］.中国临床医生杂志，2018，46（2）：127-130.
[52]彭康康，郝丽娟.妊娠期阻塞性睡眠呼吸暂停诊断与治疗的研究进展［J］.世界最新医学信息文摘，2019，19（98）：146，149.
[53]卞梦茹，刘秀英，林紫薇，等.宁夏地区妊娠期妇女睡眠质量及其影响因素分析［J］.中国妇幼保健，2017，32（14）：3289-3292.
[54]何权瀛，刘国莉.妊娠期阻塞性睡眠呼吸暂停低通气综合征临床诊治专家共识（草案）[J].中国呼吸与危重监护杂志，2018，17（5）：439-444.
[55]杜辉，付强.老年群体常见睡眠障碍及养老服务中心睡眠健康管理探析［J］.世界睡眠医学杂志，2017，4（2）：84-89.
[56]陈秋杏，张青，赵娅，等.老人院老年人睡眠质量及影响因素现状调查［J］.齐鲁护理杂志，2014，20（5）：6-9.
[57]刘海娟，陈长香，郝习君.老年人睡眠障碍及其影响因素［J］.中国老年学杂志，2010，30（15）：2198-2200.
[58]陈秋杏，张青，赵娅，等.综合护理干预对老人院老年人睡眠质量的影响［J］.护理研究，2013，27（14）：1352-1353.
[59]许旺，黄晓波.睡眠远程诊断模式在睡眠疾病诊治中的应用［J］.世界睡眠医学杂志，2019，6（1）：6-7.
[60]王宏艳，王三春，滕博，等.老年睡眠障碍与认知障碍的相关性研究进展［J］.国际老年医学杂志，2020，41（5）：331-334.
[61]孟宪军.针灸四关穴为主治疗不安腿综合征28例［J］.中国针灸，2012，32

（10）：911-912.

［62］程为平，庞博，景伟. 头部“丰”字取穴法治疗不宁腿综合征［J］. 河北中医，2015，37（11）：1696-1697，1719.

［63］王琳华，吴东东. 医疗信息化时代如何走出患者隐私安全的困境［J］. 中国数字医学，2019，14（064）：82-84.